100歳まで歩きたければ、

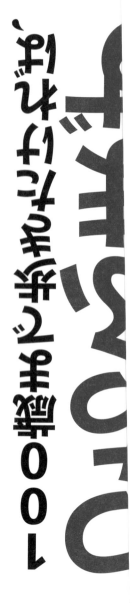

はじめに

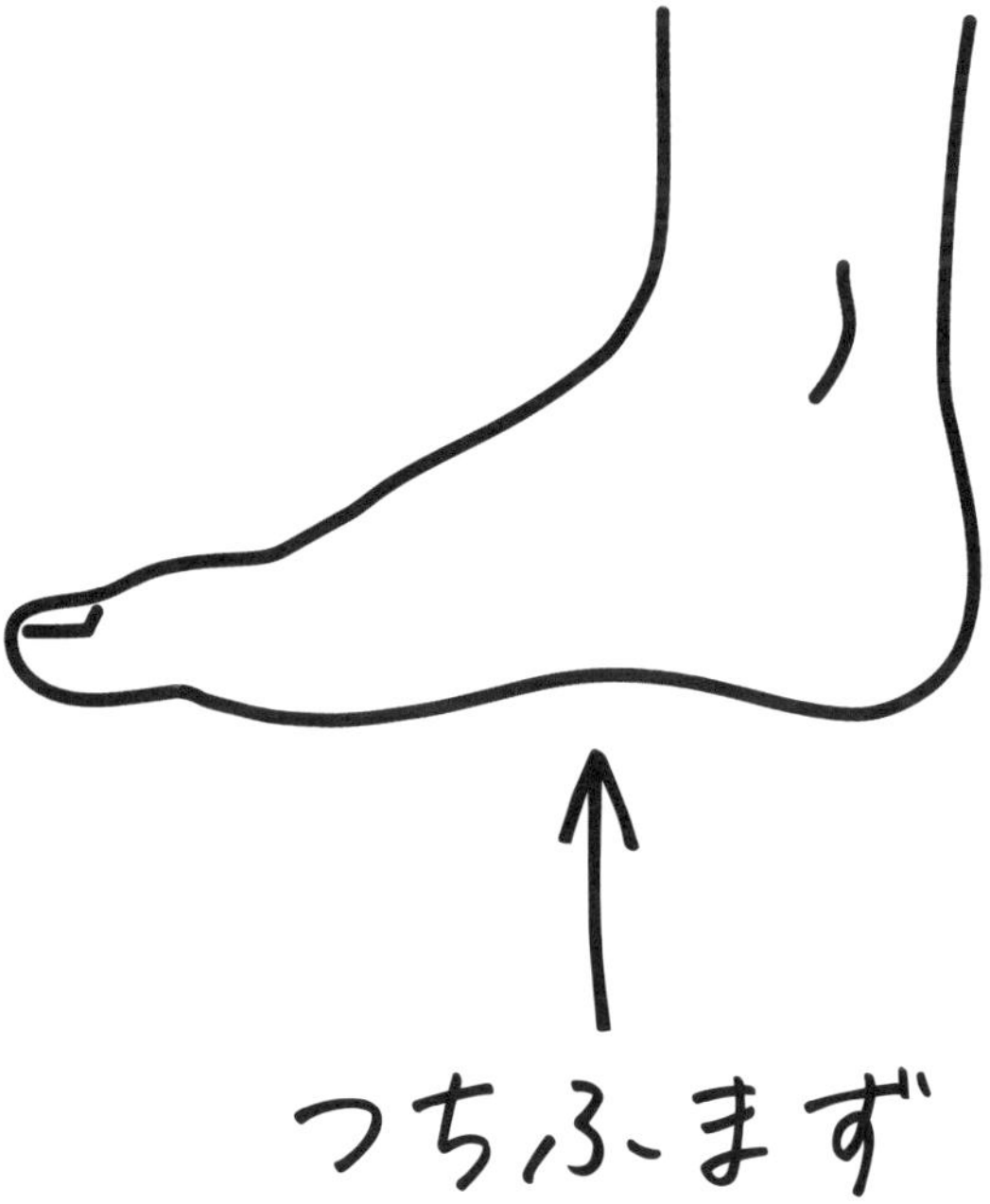

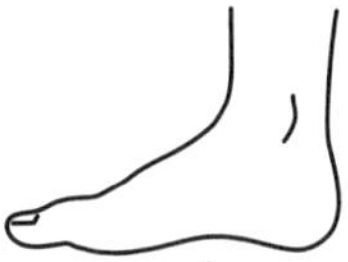

「つちふまず」を動かしたら10年ぶりに歩けるようになった！

あるとき当院に来られた、70代の女性の患者様のお話です。

その方いわく、かれこれ10年近く下半身のしびれと痛みで、歩くこともままならなくなり、ご主人の懸命な介護で来院されました。

前の年にも入院したものの、原因がわからず、1か月入院しても結局は同じことで、相変わらず下半身全体がしびれと痛みで歩くこともままならなかったそうです。

家事も買い物もままならず、途方に暮れていた時に、ご近所だからという理由で、来院されたのでした。

最初に歩行を見ると、下半身がまるでうまく使えていない体の動きでした。特にお尻や股関節、膝、足首（全部ですね）が、本来その方が持つ関節の可動域とは程遠い状態で、ほとんど機能を活用できない状態と判断しました。

そこでまず私は、**これからこの本でもご紹介する様々な動作の中でも、非常に簡単なもの**から指導し、**お家でやってはいけない姿勢**などもお伝えしました。それだけで十分の状態でした。

初回来院時は、痛みが強くて、お体を触ることもできませんでした。ですが、来院後1週間後には、下半身の動きが徐々に現れはじめました。

本人いわく、痛みも少しずつですが消えていき、いつもは必ずご主人のサポートで立っていたのに、なんとか自分で立てるようになったというのです。

その方のご自宅は、当院から歩いて5分ほどで、本来であれば徒歩で難なく歩ける距離にありましたが、それまでは必ず、ご主人の車と介護で来院していました。

それが、さらに1週間後、次の週と来ていただくたびに状況は良くなり、痛みもなくなり、とうとうこちらの院まで歩いて来られるようになりました。

約1か月で長年の痛みが大幅に軽減し、不可能だった「歩くこと」が当たり前にできるようになったのです。

本人もビックリ、そして感激し、私も本当に良かったと、その変化に感動しました。

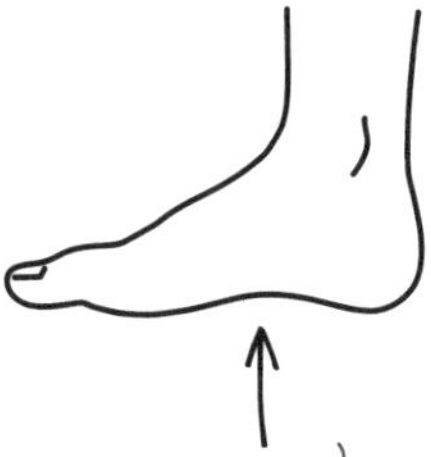

実はこの方の症状の改善は、すべて

「足のつちふまず（土踏まず）」

との関連性から成り立っています。

「足は人間の土台」という認識は、おそらく多くの方が持っていますよね。

私の場合、ではその根本はどこか、そう考えた場合、

「つちふまず」が間違いなく
その重要ポイントの一つである

という結論に至り、そこに関連する動作をその方にも指導していたのです。

通院は最初の週が週2回、以後は週1回、お伝えした動作を当院でも行っていただき、ご自宅でも様々な動作をしていただきました。

その結果、1か月後には**本人や周りも感動するほどの歩きやすさと痛みの大**

幅な軽減につながったのです。

そして現在では、その方は当院に通うこともなく、買い物も家事もご自分でできる、充実した毎日を送っていらっしゃるそうです。

自分の足で歩けることの喜び幸せを、再認識されたそうです。

それまでサポートされていたご主人は、ちょっと寂しそうでしたけどね（笑）。

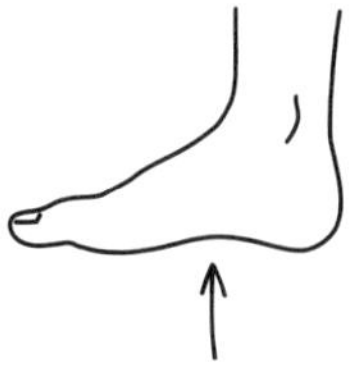

「つちふまず」を動かしたら遠出もできるようになった！

これも、70代の女性のケースです。

この方は数年前から徐々に左股関節を痛め、まともに歩くことすらままならない、ということで当院にお越しになりました。

チラシで当院を知って以来、いつ行こうか迷っているうちに、症状がさらに悪化して、東京のお孫さんや娘さんの所にはもう行けない、と当初は落胆した表情でいらっしゃいました。

この方の歩行を見ると、左股関節を含めた左下半身が内側にひどくねじれ、体も左に傾いて歩行されていました。

「まずは**お身体のクセを少しずつ変えていきましょう**。そうすれば、結果として股関節に痛みが出ない動きになりますよ」とお伝えしながら、来院していただく日以外でも**一定の動作**をお家で実践していただきました。

当初は週1回来ていただき、歩行や動きの確認をしていたのですが、**1か月も経たないうちに、左へ傾いていた体が少しずつ修正され、歩くたびに内側にねじれていた左の股関節もねじれが改善されていきました**。

それと並行して、痛みの度合いが徐々に少なくなりました。

数か月も経つと、ご本人様も本当に改善を実感され、とても喜んでおられました。

この方は私が現在開業している長岡の方ですから、〝冬はどうしよう。雪が降る中、外もろくに歩けない〟とおっしゃっていましたし、〝東京の人混みの中、娘や孫に会いに行くなんて、とんでもない〟ともお話ししていたのに、

〝おかげさまで今度東京にも行ってみます。これなら階段も混んでいる人通りも歩けそうです〟

と自信を持って言えるほど、回復しました。

この方もやはり、足元からの体の動きの改善が必要でした。

そのベースとして「**つちふまず**」の動きを改善する必要もあり、関連する動作をお家でも行っていただいたのです。

現在では月に1回来ていただいていますが、歩行や動きを見ても、あれほど

内側にねじれていた股関節も、〝そんなこともあったのか〟と思えるほど、他の痛みのない方と変わらない歩きや動きになり、今ではお孫さんに会いに行ったり、お孫さんが長岡に来て一緒に買い物に行くことも楽しみだそうです。

私もそんな話を聞いてとても嬉しく、この仕事をしていた甲斐があると思います。

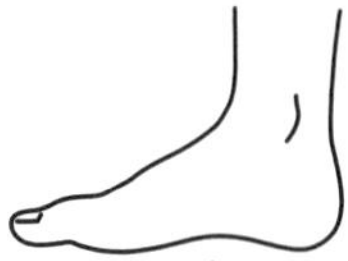

「つちふまず」を動かしたら膝の痛みが消えた！

地元の工場で働く50代の女性のお話です。

長い間右膝が痛く（ちなみに変形性膝関節症と診断されている）、働くのもそうですが、歩くのも支障が出るとこちらにお越しになりました。

これまでの経緯もお聴きしながら、まずは動きと歩行を確認しました。するとある**特徴**がはっきり確認できました。

私はそこがポイントと思い、その修正をお家でも実践できる動作で指導させていただいたのです。

この方も当初は1週間に1回の来院で様子を見ていましたが、日増しに状態が良くなり、**2か月以内には痛みをほとんど感じなくなった**と喜んでいました。

もちろん今では痛みなく働くことができ、社長さんからも頼られすぎて、うんざりしているそうです。良いのか悪いのか、とおっしゃっていました（笑）。

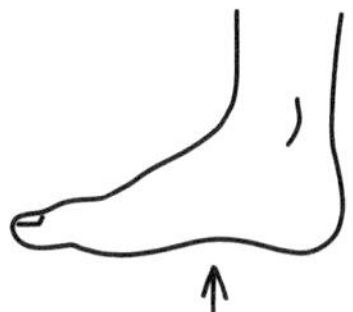

「つちふまず」を動かしたら足裏の痛みが消えた！

これは30代の税理士さんのお話です。

100メートル走が趣味で、地元のランニングクラブで練習していました。数年前から徐々に足裏が痛くなり、練習中や練習後でなくとも、普段から痛みが出るようになったそうです。

「足底筋膜炎《そくていきんまくえん》」と診断され、様々な治療法を試みるも全く改善せず、こちらにいらっしゃったということでした。

この方の場合は、まさにわかりやすく「つちふまず」やふくらはぎの動きが滞り（硬くなり）、足裏に負担を与え続けている結果、痛みが出ていると判断しました。

定期的に来ていただきながら、ご自宅で行う動作を指導していくうちに、普段の痛みも消えはじめ、練習を少しずつ再開させました。もちろん、痛みが伴わない程度の練習からのスタートでした。

100メートル競技のような短距離走は筋肉にかかる負荷もかなりありますが、**今では練習後の痛みも全くないそうです。**指導した動作を取り入れ、100メートル競技だけでなく、草野球でもピッチャーとして活躍されているそうです。

体を動かせる活躍の場が広がって、私も嬉しく思います。

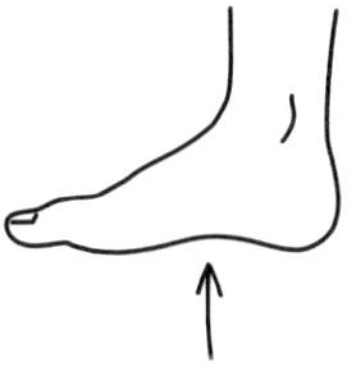

「つちふまず」を動かしたら歩き方が改善した！

60代女性のお話です。

看護師として働いて10数年前から、徐々に左足の動きが悪くなり、いつのまにか左足をひきずって歩くようになって…と来院されました。

たしかに歩行を確認すると、いかにも左足が悪そうです。

最近は左足裏に痛みも出て、歩くのもしんどいとおっしゃっていました。

この方にも他の方と同様に、**左足の動きを改善させる動作**をお伝えし、少しずつ以前のような普通に歩ける状態を目指しました。**最初の1か月で足の裏の痛みはなくなったそうです。ですが、ひきずり気味だった左足はおおよそ半年ほどの時間をかけて、大幅に改善しました。**

この方の左足が歩きにくくなり、ひきずるような状態になっていた原因の一つは、数十年前から使用していた**足に合わない仕事用のシューズ**だったのです。

ですから、短期間で痛めた状態とは違い数十年の蓄積が歩きにくさにつながったわけで、すぐに改善はありませんよ、とお伝えし、根気よく回復を待ちました。

半年が経ち、〝先生、最近ようやく足で床を蹴る感覚が戻ってきました！〟と嬉しそうにおっしゃいました。

痛みがなくなるのはもちろん、あれだけストレスだった歩きにくさが、この時に至って、いよいよご本人も改善を実感されたのです。

私は来院されているみなさまの歩く姿や動きを動画に収めていますが、この方の半年前の歩き方と半年後の歩き方は、明らかに違っていました。

左足で床がしっかり蹴ることが可能になり、それまで歩幅がだいぶ小さく、全く前に進まないような歩き方だったのが、街で歩いている多くの方々となんら変わらない状態にまで改善しました。

私が留学先から地元に帰って、あれ？と思ったこと

それはご近所のおばさんの一言でした。

〝膝が痛い痛いと言っても、結局注射で終わっちゃうの…〟

〝他のおばさんはまだ60代なのに、姿勢がえらく曲がっている…〟

加えて、

〝いろんな歩き方講座とかあるけど、そんなふうに歩けないわよ…〟

なるほど、たしかに「姿勢良く歩いて！」「まっすぐ歩いて！」とか言われても、そうならないから困っているんですよね？

私が留学し住んでいたハワイでは、実に多くのご老人が運動を楽しみ、健康でいきいきしていました。

中には90歳でジムに通い、姿勢も良く、歩く姿もシャキッとしている、こんな方がたくさん見受けられたのです。

この差は何だろう？

できることなら、まずは私の地元から、しっかり歩けていきいきとした方をたくさん生み出したい。

日米での健康に対する比較もしながら、このような決意となったのです。

私がこの本でお伝えしたいことは、

私がアメリカで学んだ、もしくは今現在でも学んでいる、運動学（筋肉運動力学）と歩行学や、（足病学にもとづく）足のバイオメカニクスの組み合わせです。

私は地元で多くの方にその手法を適応させ、下半身の改善、ひいては歩行の改善に成果を上げて、〝え、こんなことで！〟と驚かれています。

＊　＊　＊

みなさま、こんなふうに考えたことはありませんか？

痛みなくもっとしっかり歩けて、いつまでも買い物を楽しみたい。

痛みなく歩けていつまでも働きたい。
いつでもスポーツを楽しみたい。
あの人の歩き方、姿勢、あのようになりたい。
いつまでもしっかり歩けて、孫に会いに行きたい。
いつまでもしっかり歩けて、大好きなお友達といつまでも過ごしたい。

まだまだ続きます。

できれば、できるだけ若く見られたい。
できれば、最小限の努力でそれを可能にしたい。

また、ひょっとしたらその反対に、

年齢も年齢だから、仕方ない。

と思ったりもしていないですか？

でも、欲張りになっていいんです。健康にはどんどん欲張りになってください。

なぜなら健康こそ真の富であり、**歩ける体こそ、令和の時代のもっとも大切な資産だからです！**

今回この本をご覧になる方に身につけていただきたいこと。

それは**効率よく、負担のない身体をつくり、痛みをなくし、かつ体型を維持し、健康を促進するプログラム**です。

そして、いつまでもスポーツを楽しみ、仲間と集い、お孫さんに会いに行ける、痛みのない足腰で１００歳まで歩ける体になっていただきたいのです。

そのためには何が大切か？

では、早速始めていきたいと思います。

（注）

本書の内容は著者の見解であり、お伝えする動作で、すべての方が改善するわけではありません。また余計痛みが出るようであれば行う必要もありません。あくまで「これまで動かせなかった部分が動く、使える」という感覚を実感していただけるとうれしいです。それが負担のない動作への改善につながるからです。

本書でお伝えするのは「今あなたの足腰に痛みがあるなら、試しにこういった動作にしてみてください」という提案です。

また今後の健康増進、予防に関心のある方はお試しください。

目次

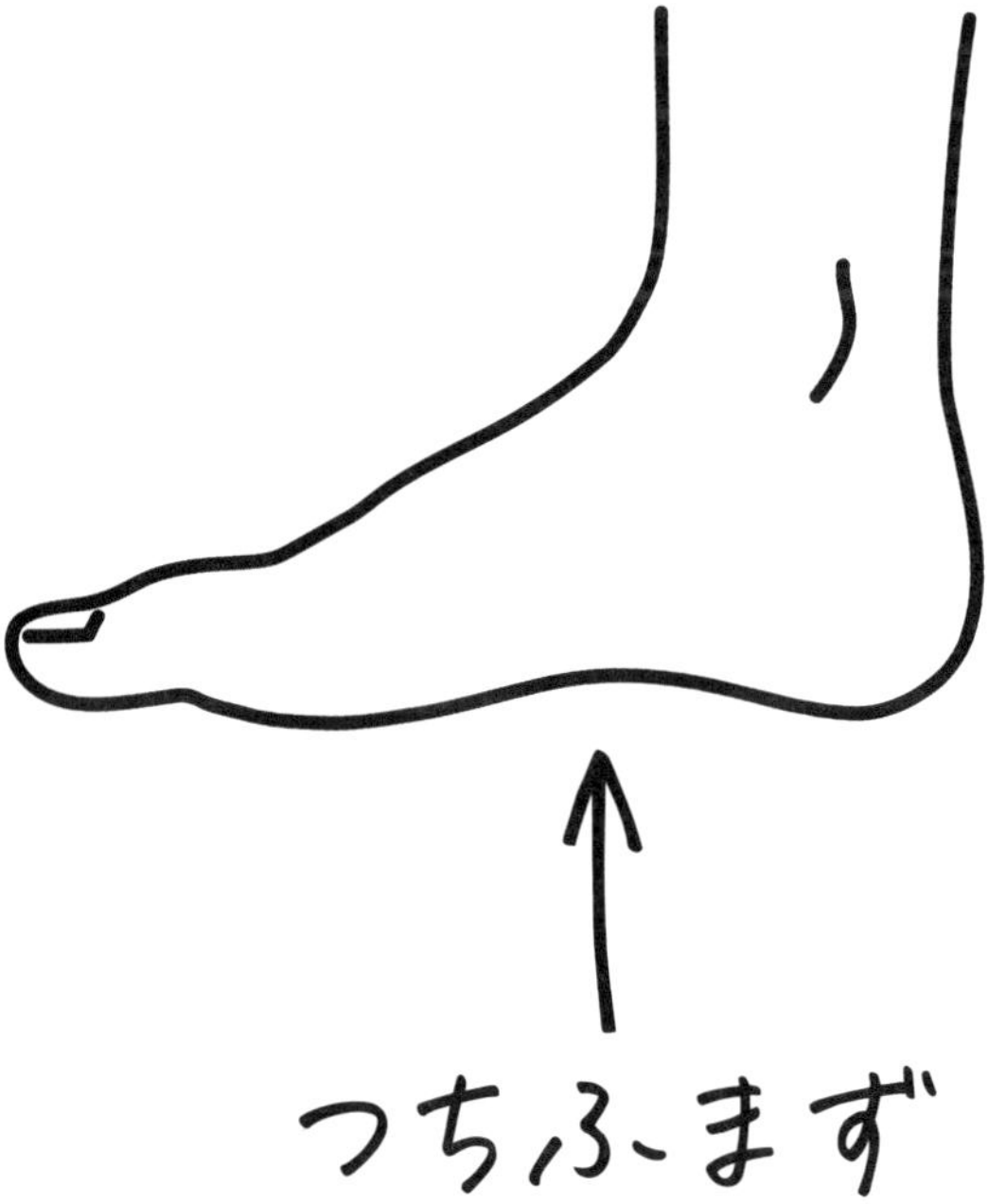

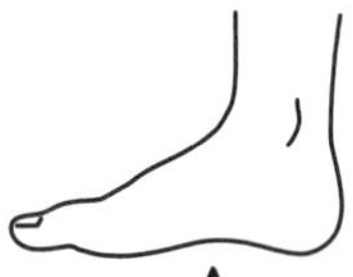

はじめに

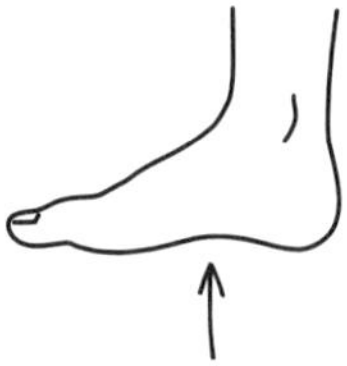

第1章 体と「つちふまず」の関係

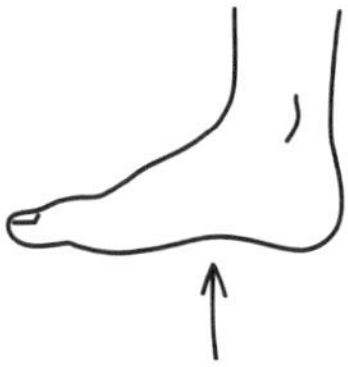

第2章 簡単に痛みを消す方法

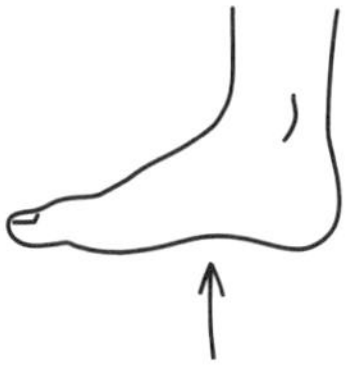

第3章　気をつけたい日常動作

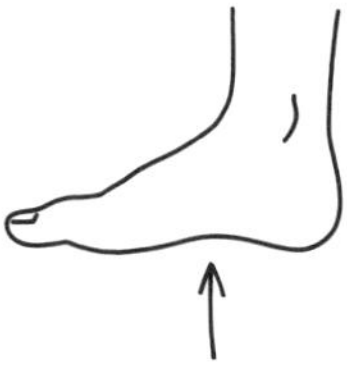

第4章 ペインレスウォーク

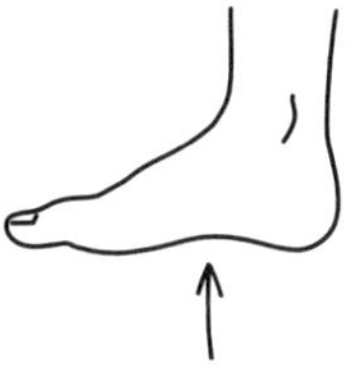

終章　私がこの仕事をする理由

第1章
体と「つちふまず」の関係

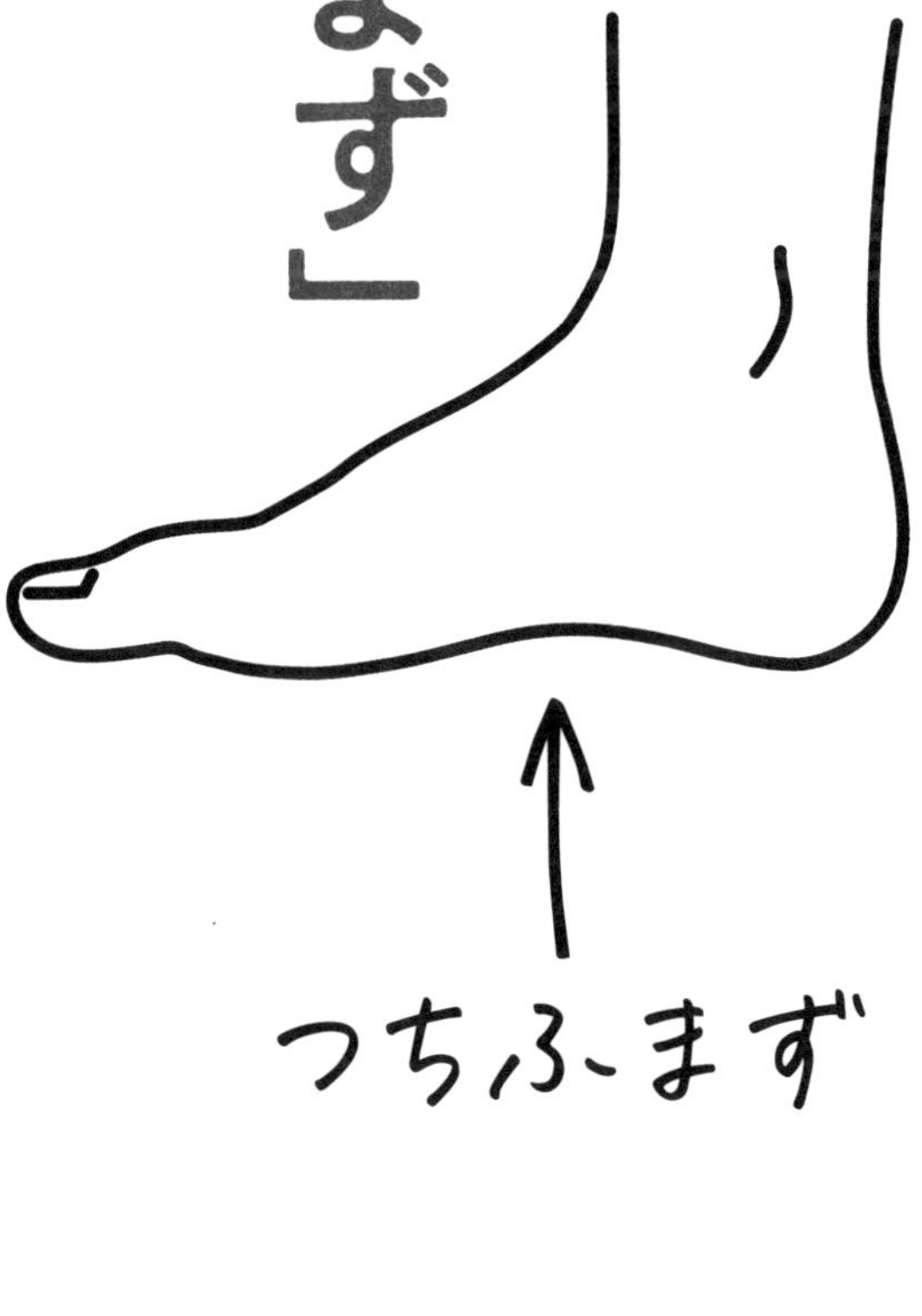

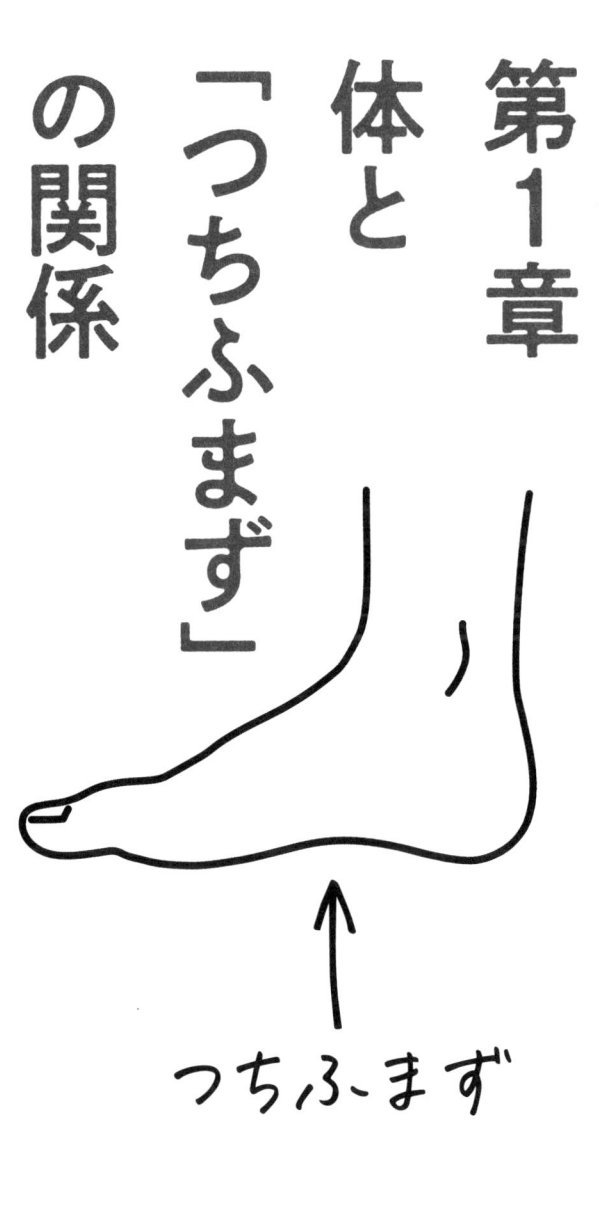

「歩く」とは、どんな動きなのか

多くの方が「いつまでも歩きたい、集まりたい、子、孫と買い物に行きたい」と考えています。

そしてそう願う方の数は、どんどん増えています。

では、多くの方が当たり前のように行っている「**歩行**」とは、どのような動きなのでしょうか？

少しずつわかりやすく説明します。

まずお伝えしたいこと、それは

人間は、歩く際に必ず「片足立ち」になっている

ということです。

例えば、右足のかかとが床に着いて、その右足が再び床に着くまでを1サイクルとします。

その間、「片足で立っている時間」の割合は、1サイクル全体の**60％以上**と言われています。

つまり、歩くサイクルの半分以上を占める片足が安定していない人は、足腰に負担がかかり、痛みが取れないのではないか、と考えられます。

これがポイントの一つ目です。

では、片足でしっかりご自分の体重を支えられないと、具体的にどうなるのでしょうか？

結論から言えば、片足で体重をしっかり支えることができないと、反対の足がすぐに着地します。体を支える片足がぐらつくため、反対の足がすぐに体を支えるために地面に着きます。

その結果、歩幅は小さくなりますし、足と足の幅は広くなります。

そのような歩き方をしているのは、足にケガをしている方や、お年寄りである場合が多いですよね。

逆に考えれば、**片足でご自分の体重をしっかり支えることができれば、歩き方は改善できる**のです。そしてそれは、可能なことなのです。

体重を支える「片足」

○ 安定

歩行時、体に
負担がかからない

× 不安定

体に負担がかかる
関節を痛めやすい

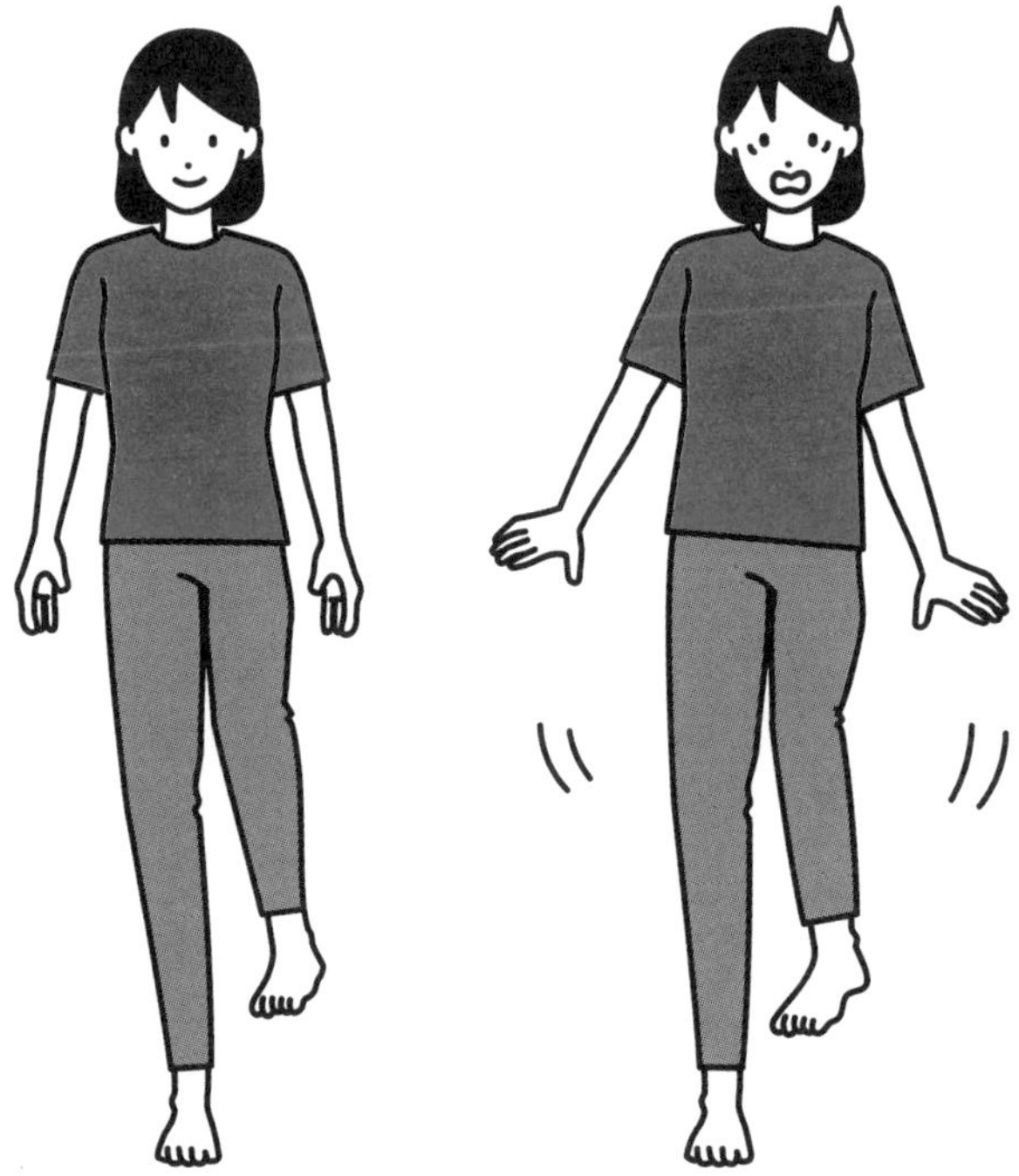

「安定した片足」をつくることが大切。
そのためには、「つちふまずの動きを良くする」ことです

体への負担も少ない！

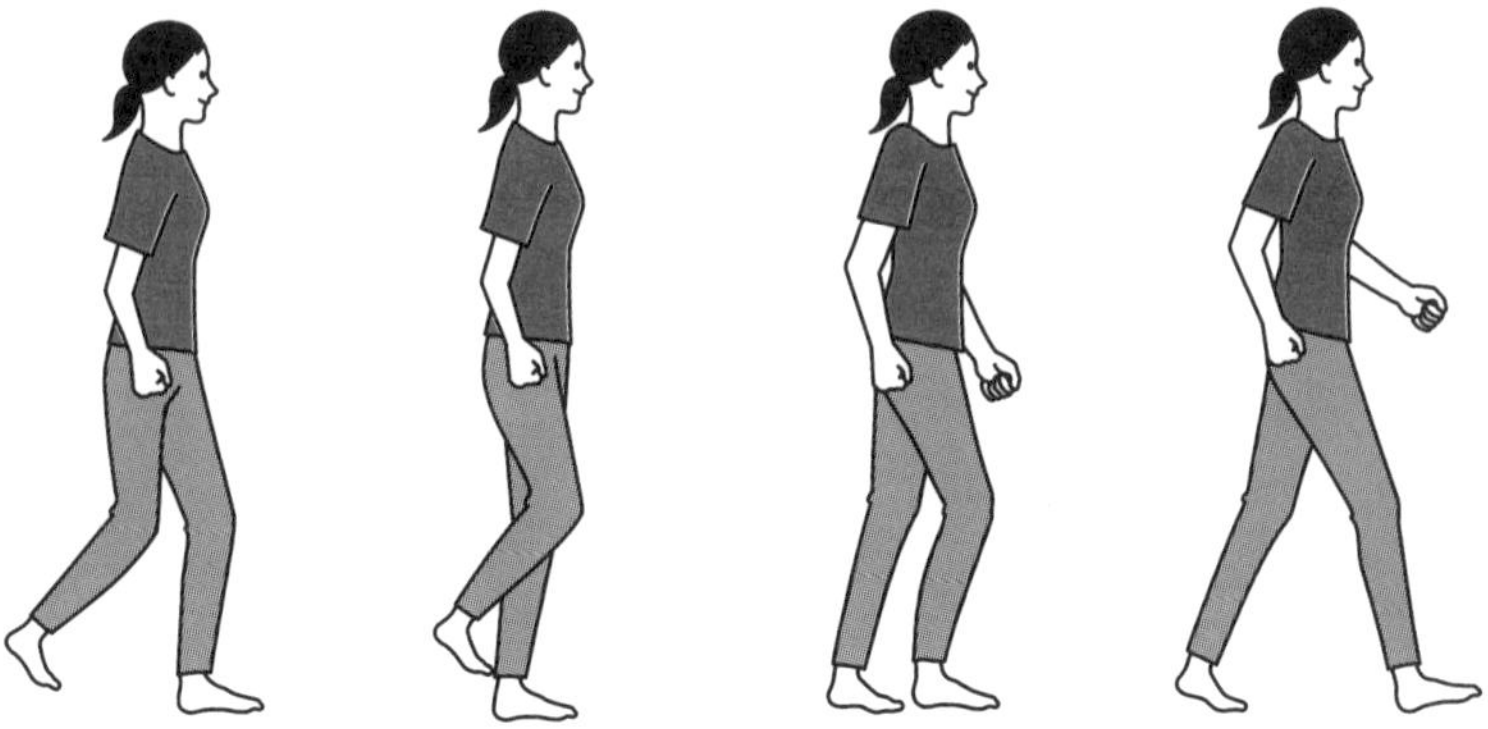

片足で十分ご自分の体重を支えることができると、その間にその足の膝が伸び、股関節が伸び、骨盤が周り、楽に反対の足が前に出るようになります。

そして、自然と歩幅も大きくなるのです。

私はそうした歩行こそ、身体に負担のかからない歩き方と考えます。

実際歩いている人々を見てどうでしょう？

美しい歩き方は……

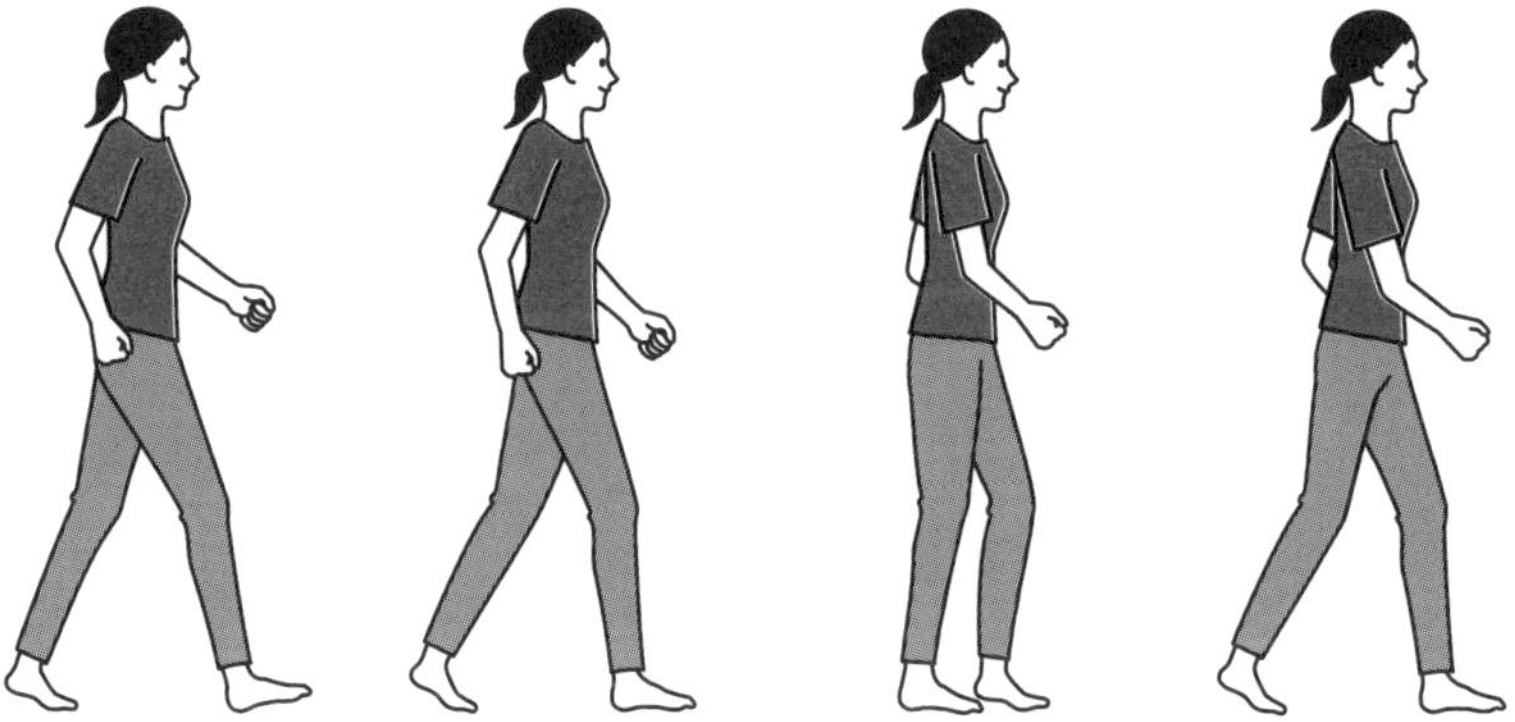

街を歩いている美しい、姿勢の良い、歩幅の大きい方は見栄えが良いのはもちろんですが、おそらく痛みも体にあまりないはずです。

美しい歩き方、姿勢の良い方の歩き方は、体に負担がかからないからこそ痛みが起こりにくいのです。

みなさんの周りにいらっしゃる方を思い浮かべてみてください。姿勢が良く、歩く姿も美しい方は、体への負担が常日頃から少ないわけですから、身体の痛みも少ないはずです。

※ちなみに、モデルさんの歩き方は美しいですが、この本では「モデルさんのような歩き方」については取り扱いません。流行によって歩き方が変わるからです。

話は少し変わります。

アメリカの大学に留学していた20代の頃に、確か2年目か3年目の授業で、歩行のサイクルについて学ぶ時間がありました。

私はなんとなく授業を聞きながら、人が歩く姿をイメージしていました。

その際に、

〝あれ、片足ってとても重要じゃない？〟

と、ふとそう思いました。

なぜなら歩行サイクルの中でほとんどを片足が占めることをその時理解し、運動中も片足を痛めていると、何かにつけバランスが悪く、パフォーマンスがうまくいかないことも、その時点で気づいていたからです。

〝これは歩行でも大切なコンセプトでは？〟

私はそう思い、先生にその質問をすると、

〝その通りだよ、Tomoya!
片足が安定しないと次の足も安定しない。
だから**片足で行うトレーニングは大切**なんだ〟

とおっしゃっていただきました。

私の推論は間違っていませんでした。

（ただし、その先生から教えられたのは片足で行うスクワットでした。この本でお伝えする内容とは違います）

私がおすすめしたい動作はとてもシンプルで、「スムーズに歩きたい」そして「痛みのない体にしたい」方に有益なものです。

「つちふまず」の動きが大切

楽に歩く、そしてそれだけではなく、体に負担なく動けるようになる！

実はこれらは、すべてリンクして（関連して）います。

そこには、「片足」に加えて、まだ大事なポイントがあります。

この本のタイトルにもある

「つちふまず」

の動きです。

これまで老若男女にかかわらず、多くの一般の方、アスリート（テニス、サーファー、野球、ゴルフ等）を見てきましたが、健康な方、足腰に特に問題がない方の特徴として、**「つちふまず」の〝2面性〟がしっかり備わっている**ことが挙げられます。

「つちふまず」の〝2面性〟とは、どういうことでしょうか？

まずは足裏を見てください。

実は**「つちふまず」は普段の生活の中で、高くなったり、低くなったりを繰り返している**のです。

細かく言うと「つちふまず」が〝ねじれる〟のです。

「つちふまず」の２面性

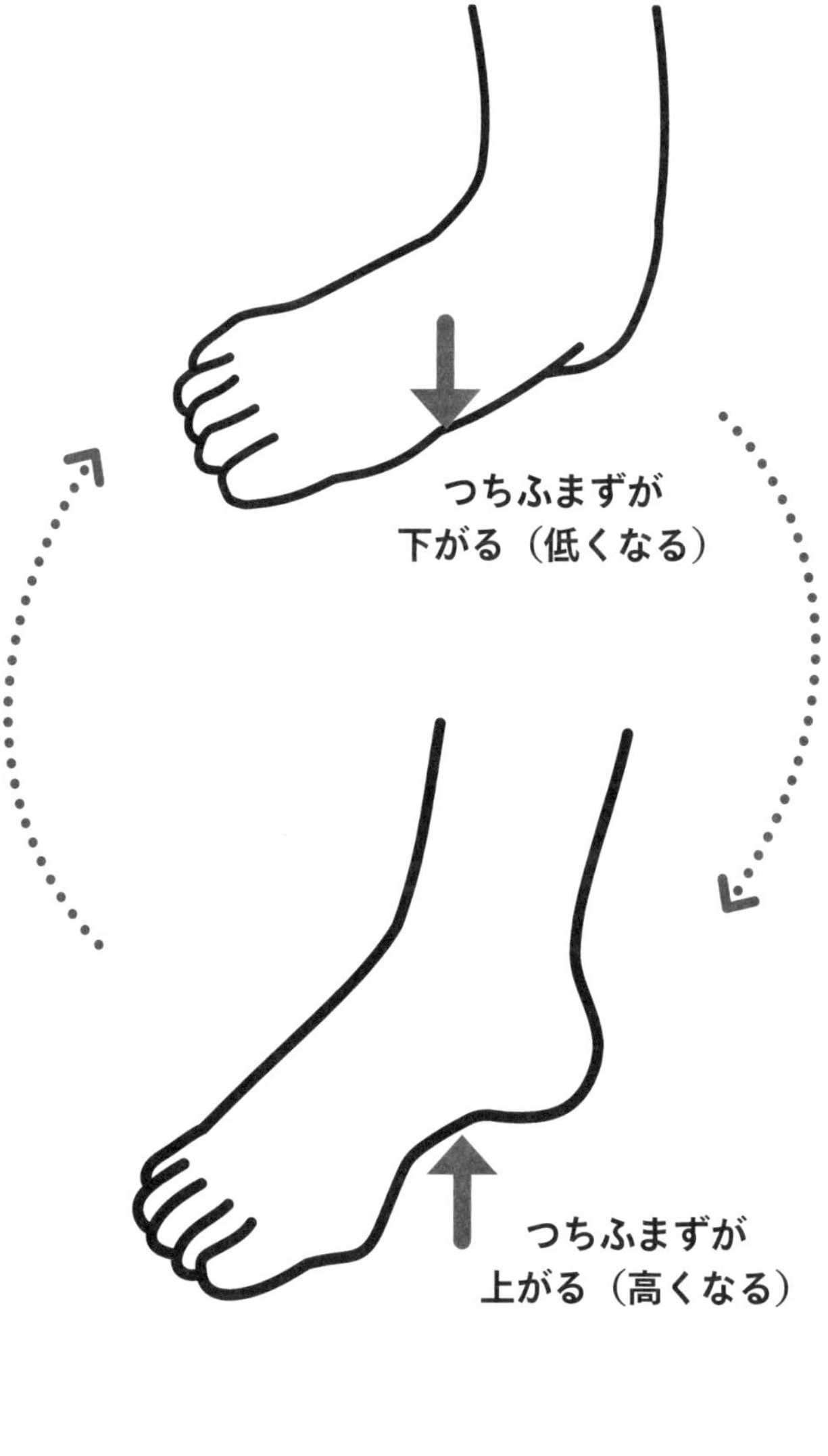
つちふまずが
下がる（低くなる）
つちふまずが
上がる（高くなる）

では、その「つちふまず」が高くなる、低くなる、の意味は何でしょうか？
簡単にまとめるとこうなります。

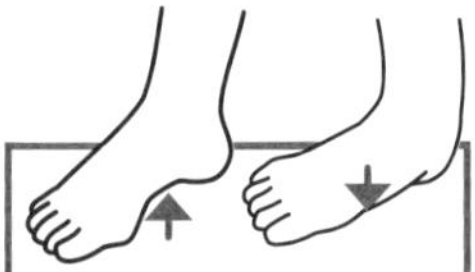

「つちふまず」が低くなる　↓　スポンジ＝衝撃を吸収する役目

「つちふまず」が高くなる　↓　ブリッジ＝体を支える役目

この二つが、交互に働くことが重要です！

人間は歩く際に必ず床から衝撃を受けます。
この衝撃をスポンジのように体で吸収しないと、歩くたびに体にダメージが蓄積されるのです。

ですから、まずは衝撃を吸収するスポンジのような足の動きが必要になります。その際に、「つちふまず」が低くなります。

次に問題なのが、スポンジのように衝撃を吸収した後です。

体を動かそうとしても、そのまま「つちふまず」が低い状態ではうまく動きません（ここがポイントです）。「つちふまず」が高くなり、橋や、トンネルで見るようなアーチがかった（円状のかたちをした）「つちふまず」になることで、あなたの体重が乗っても大丈夫な足になります。

自分の体重がしっかり足に乗った状態で、歩く、もしくは体を動かすことが可能になるのです。

私が多くの方の歩く姿を見て感じたこと、それは――

足の動きが良い（「つちふまず」が高くなり、低くなる、の2面性がしっかりできている）方は足腰の状態が比較的よく、足の動きが良くない（「つちふま

ず」が高くなり、低くなる、がなかなかそうなりにくい）方は足腰の痛みが多く出やすい

ということです。

さらに言えば、

偏平足や外反母趾《がいはんぼし》のような足でお悩みの方は、「つちふまず」が高くなりにくいため、歩く際や体を動かす際に、スムーズな体重移動が難しく、関節に負担がかかるため、足腰（下半身）の不具合が大きくなりやすい

ということなのです。

（誤解のないように付け加えますと、「つちふまずが下がる動き」も体には必要不可欠です。要はその動きが歩行時や日常の動作において多くの時間を占めてしまい「つちふまずが高くなりにくい」方が、足腰の不具合を起こしやすいということです）

「つちふまず」が常に高い人はいるの？

ちなみに、「つちふまず」が常に高い状態（上がっている状態）になっている方もいます。

そうした方々は、今度は衝撃の吸収がしづらいので、やはり下半身の関節を痛めやすいです。

ただし、割合としては断然「つちふまず」が上がりにくく、常に下がっている方の方が多くみられ、痛みを訴えてこられる、というのが私の率直な感想です。

「つちふまず」が動かないと下半身が動かない⁉

「つちふまず」が動かないと下半身が動かない、ってどういうこと？と思われるかもしれません。

たしかに一見関連性がないようですが、実はこの足元の要素は非常に大切です。

前段でもお伝えした、「つちふまず」の動きをもう一度見てみます。

「つちふまず」が低くなり、地面から（足元から）の衝撃を吸収し、高くなる

つちふまずと下半身の関係
（右足の場合）

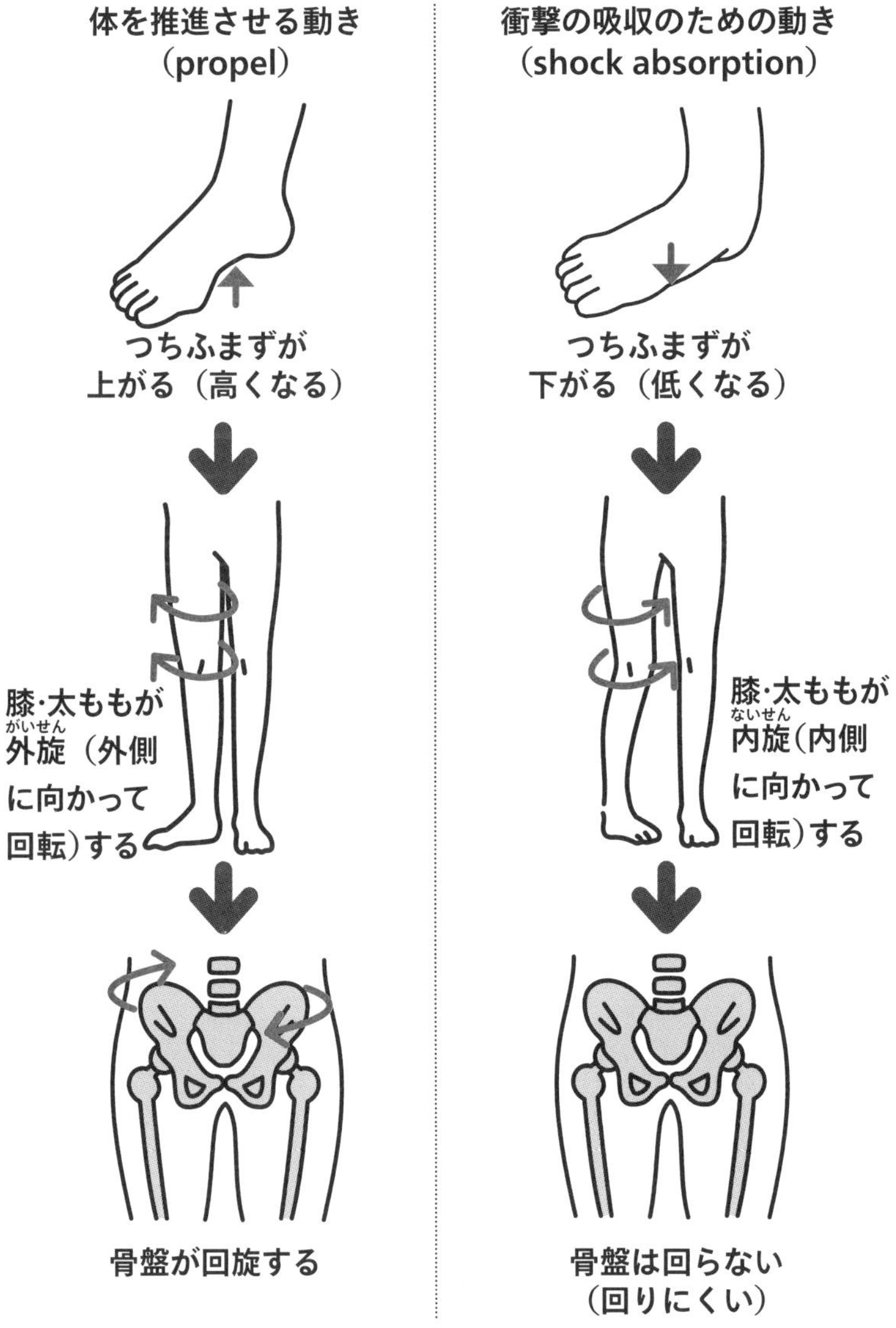

ことで体重が移動しやすくなります。

では体にどのような変化が起こっているのか、シンプルに説明すると、

「つちふまず」が上がる（高くなる）
↓膝が外側に動く
↓股関節が伸びる
↓骨盤が動く
↓体の移動が可能になる

ということになります。

では「つちふまず」が低い時は体の動きが止まっているの？と思われるかもしれませんが、そうではありません。「つちふまず」が低くなって地面からの衝

撃を吸収する動きはとても大切で、これがないと、足腰に負担をかけてしまいます。

問題なのは、

「つちふまず」が上がり
↓膝が外側に動く
↓骨盤（股関節）が伸び、回る

この動きがうまくできていない方が多い、ということなのです。

私は多くの方に、できるだけ**足元の「つちふまず」を動かして、そこからその上の膝、股関節を動かせるようにして、本来の負担のない歩行や動作を身につけ、痛みのない体を身につけていただきたい**と考えています。

どうして「つちふまず」が動かなくなってしまうの？

では、いったい何が原因となって、結果として「つちふまず」がうまく上がらず（動かず）体に負担がかかる動きで歩く、もしくは動くようになってしまうのでしょうか？

原因①普段の動き

一番のポイントは**普段からの日常生活での動き、姿勢**にあると考えられます。姿勢や動き方のポイントについて、後ほどそれぞれ詳しく説明します。

原因②靴

人間の土台は足ですが、家から一歩外に出れば、「**靴**」が足と合わせて体を守る土台となります。

特に外で作業をしたり、仕事場で歩くことが多い方は、靴の重要性を再認識していただきたいと思います。

足の機能を損なわない靴は、以下の機能上のポイントがあります。

○1、かかとを包み込むカップが硬くしっかりしている
○2、足指の付け根で曲がる
○3、足幅にゆとりがある

特に歩くことや外仕事が長い方は、体に負担のかからない靴を選ぶことは重要なポイントです。それぞれ、ごく簡単に説明します。

○1、かかとのホールド部分が硬くしっかりした靴は、体のブレが少なく、前足（足の指など）をリラックスして動かすことができます。私はお客様の靴を拝見するとき、最初にここをチェックします。残念ながらセールで1000円代で購入できるような安価な靴は、かかとの硬さがあまりない靴がほとんどです。つまり、それだけ重要で手間もかかるポイントということでしょう。

〇2、足指の付け根で曲がる構造により、歩行の際の足の蹴り出しがスムーズに行われます。

〇3、足幅にゆとりがあることによって、足指の動きをスムーズにします。足指がスムーズに動くということは地面から（床から）の衝撃をうまく吸収することにもつながります。

では反対に、足（体）に負担がかかる靴とは、どのような靴でしょうか？

×1、かかとのホールドがない（柔らかい）

かかとをホールドするカップがある程度の硬さでかかとを覆っていることは、足の後ろ部分（かかとを含む）の安定感につながります。これにより足指を含む足の前の部分のスムーズな動きにつながりますから、そのホールド部分が柔らかいと、かかとを含む後ろ足の安定が損なわれます。つまり疲れやすくなるのです。一番わかりやすい例としては、かかとの部分が非常に柔らかいゴム長靴です。

×2、足指の付け根で曲がらない

足指の付け根が曲がらないと、歩行の際に蹴り出しがうまくいかず、足への負担につながります。例えば前足部分に金属加工が大きくしめる安全靴や、ハイヒール、などはそれにあてはまります。足指付け根が曲がるものの十分でないということです。

×3、足幅が狭い

足幅が狭いと確実に足指の動きが損なわれ、足に痛みを起こしやすくさせ

靴のチェックポイント

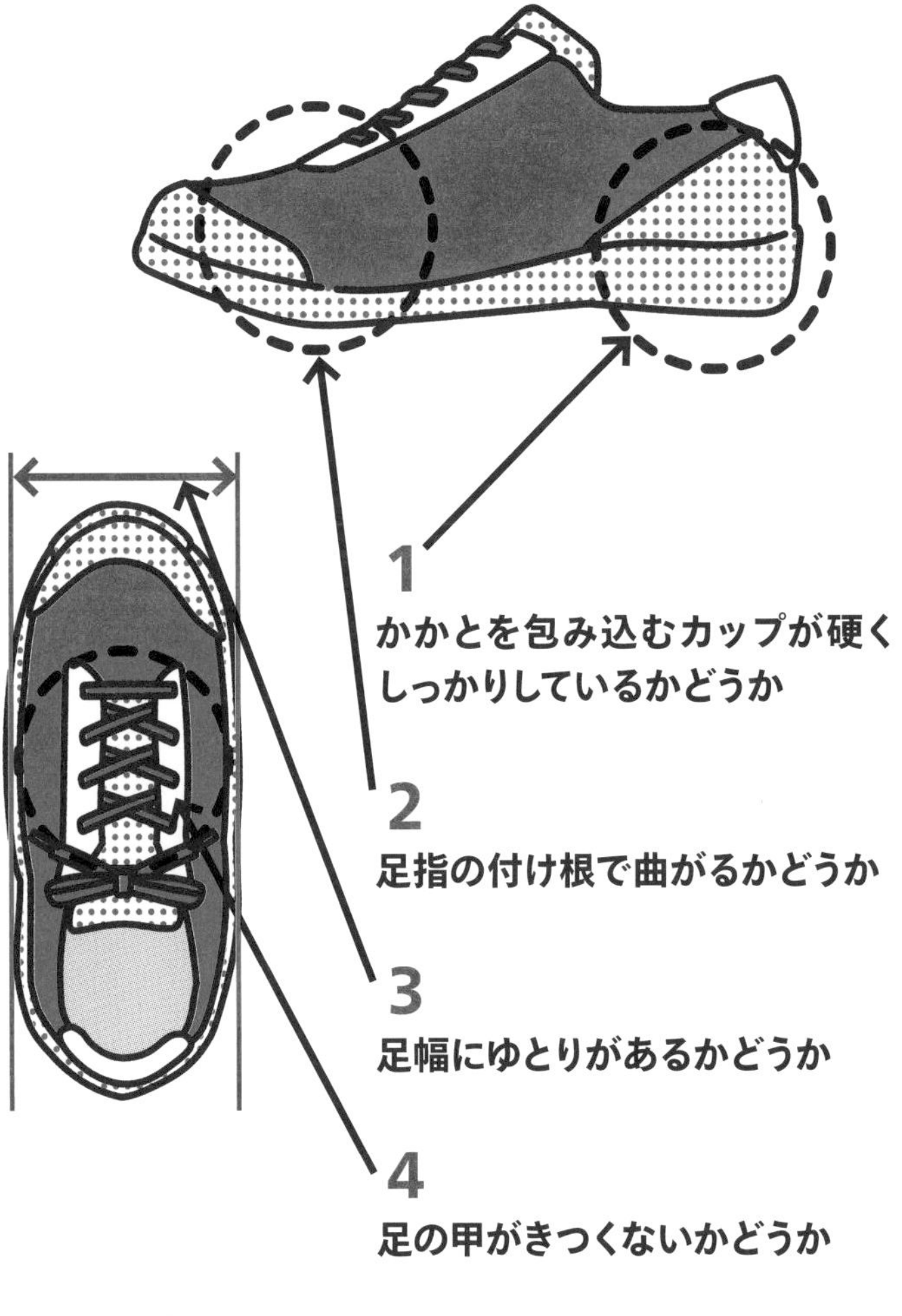
1
かかとを包み込むカップが硬く
しっかりしているかどうか
2
足指の付け根で曲がるかどうか
3
足幅にゆとりがあるかどうか
4
足の甲がきつくないかどうか

ます。足指が十分に動かない場合、足の変形、「つちふまず」の動きの機能低下が見られます。

×4、足の甲がきつい

〝足の甲がきつく感じる〟。これも注意すべきポイントです。なぜなら足の甲が締め付けられることにより、「つちふまず」が高くなる動きを阻害している可能性があるからです。つまり、この本で説明している〝「つちふまず」が低くなりやすい足〟になりやすい↓その結果、足の痛みや下半身の症状が現れやすくなります。

ですから（余談ですが）、足の甲がきついと感じるくらい靴紐をきつく結ぶのも控えましょう。

当院に来ているバレーボール県選抜の女子は、足の痛みで来院していましたが、ある日、彼女が靴を強く締めているのに気づき、強く結びすぎないように指摘しました。その後、足の痛みはすぐに改善し、彼女のお母様もそんなことで変わるのですね！と驚かれていました。

そうです。**足の動き、「つちふまず」の動きをスムーズにすることが大切で、そこを阻害する要因は、痛みを起こす**のです。

これも余談ですが、ハイヒールを履いている時間が長い方、あるいは長かった女性は、この「つちふまず」の動きが低下しているように感じます。足指があまり動かない状態で、靴からの締め付けもあり、外反母趾《がいはんぼし》など足の変形を起こしやすいのと、足の機能低下が、足だけでなくご自身の身体全般に負担をかけてしまうのです。

もしかしたら、〝ハイヒールを履いていた当時は痛みがなかったのに…〟という方も多いかもしれません。痛みや変形は、交通事故のように急に起きるわけではありません。少しずつの負担（疲れ）の積み重ねが原因で起こるのです。

ですから、可能であれば、お仕事でもなるべく足に負担がかからない靴を選ぶことをおすすめしたいのです。

×5、ソールに問題がある

また、ソールが極端に薄い場合、歩く際（動く際）、地面からの衝撃を強く受ける可能性があります。ただし、ソールの厚さ、もしくは硬さに特に定義はありません。

原因③座り方

後ほど詳しく説明しますが、足に負担がかかる座り方をしていると、「つちふまず」の動きは低下します。

原因④体の硬さ

歩く際に、足が床に着地してその際の衝撃が地面から伝わります。この床反力をうまく吸収するために「つちふまず」が下がる必要がある、と説明しましたが、それ以外のふくらはぎ、膝、股関節といった箇所が〝硬い〟と、今度は「つちふまず」からの上（足首から上）の部分が衝撃をうまく吸収できません。

つまり、**体が硬いと、普段歩いている際にも体に負担がかかっている**ということになります。

ですから、シンプルに言えば、**体は柔らかい方が足・膝・腰への負担も減り、痛みも出にくい**のです。

体は「丸み」が大切です！

私はこの仕事を始めて、20年になります。

そして少しずつわかってきたことがあります。

それは、体の動きは家や、ビルなどの建築に非常に似ているということ。

そして重要なのは、体を支えるために各部位が丸みを伴い、安定させているということです。

例えば、腕立て伏せという運動がありますよね。この運動をする際に、手や背中に少し丸みがある状態をキープした方が体は安定しますし、関節には負担

体は「丸み」が大切

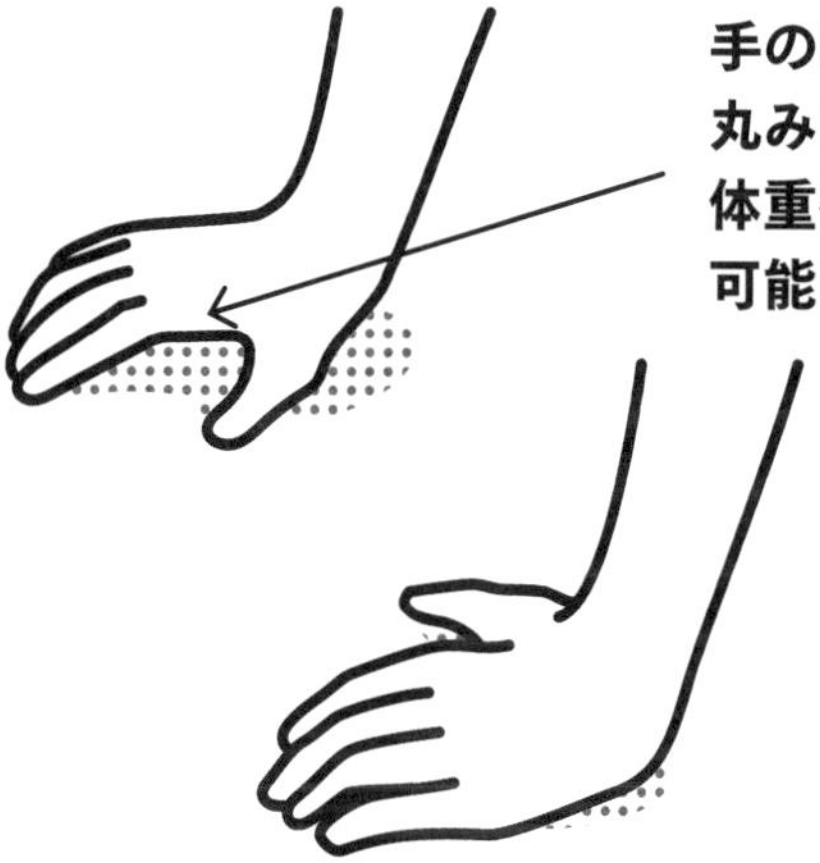
手のひらに
丸みをもたせることで
体重をより支えることが
可能になる

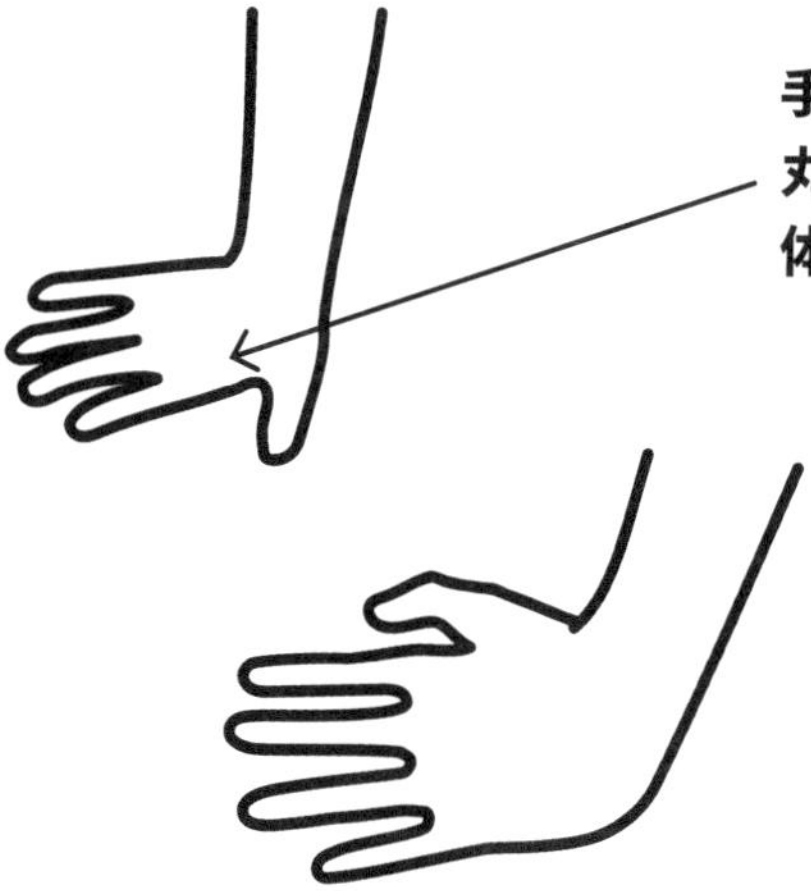
手のひらに
丸みがない（低い）と
体重を支えづらい

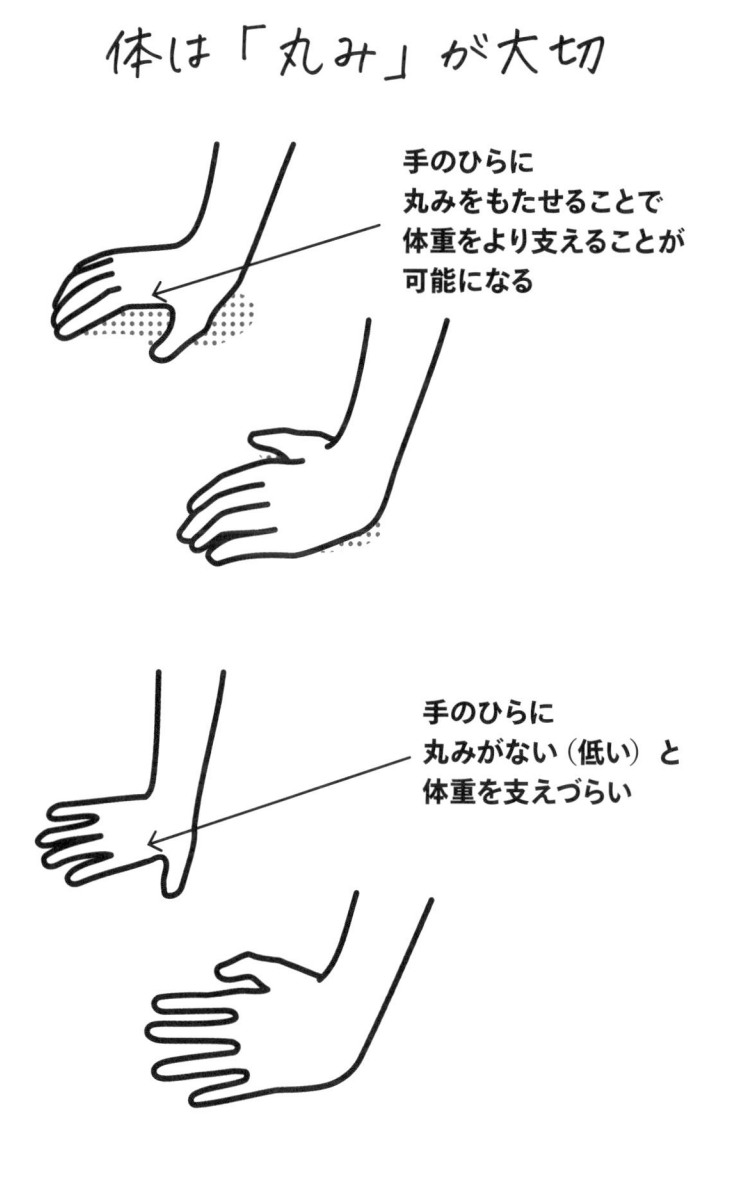

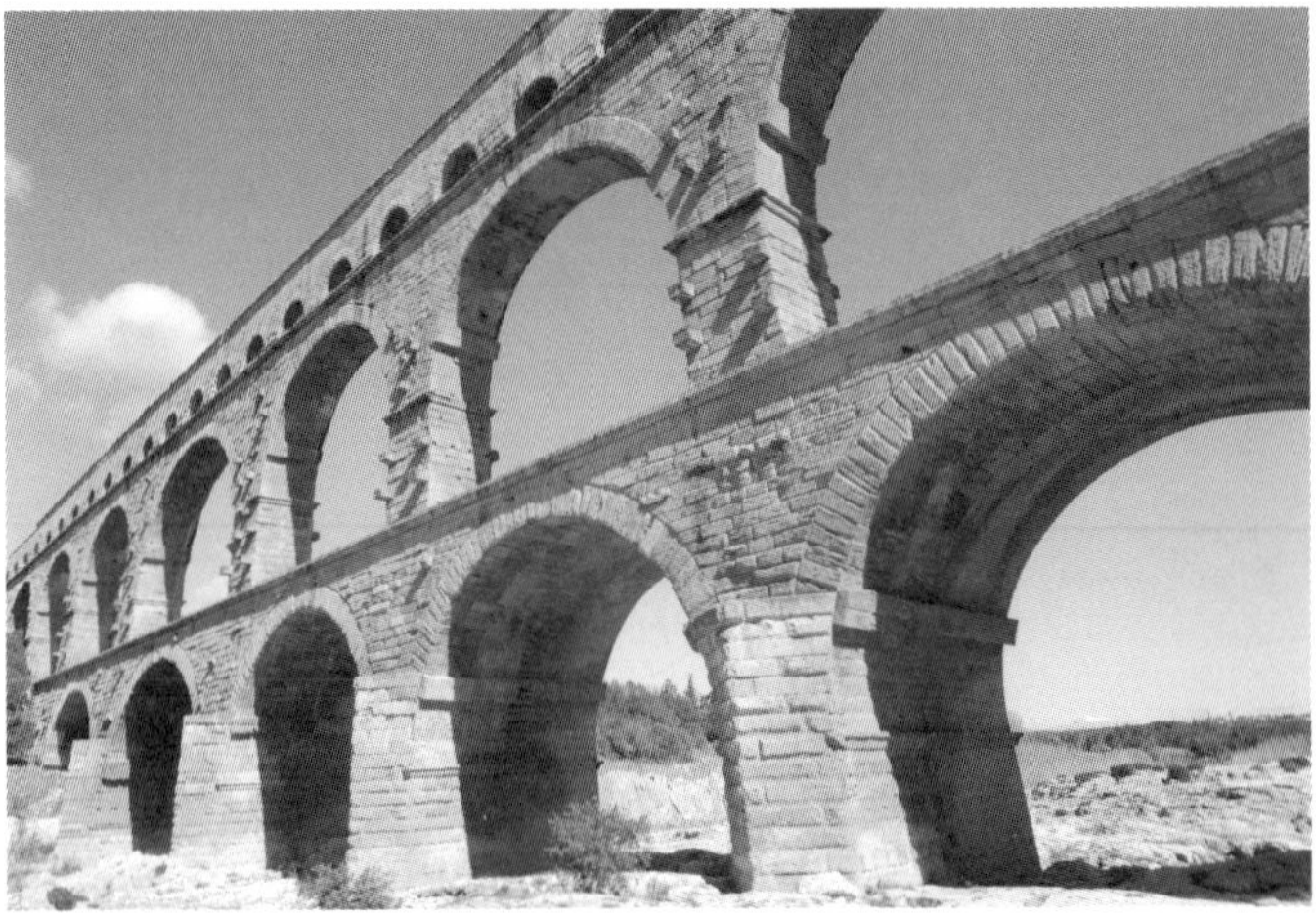
古代ローマの水道橋ポン・デュ・ガール（フランス）　写真提供：Shutterstock

がかかりません。

そして足はというと、「つちふまず」が上がった状態が体重が加わっても平気な状態であるということは、すでにお伝えしています。

ここで建築の話を例として挙げましょう。

古代ローマの水道橋は、2000年以上も前に水道を遠方からローマにつなげる画期的な建築でした。

その下の部分を見ると丸くなっていますよね？　現在の橋でも下の部分が

丸み（円形）になっているデザインの橋は多いと思います。

私は建築の専門家ではありませんが、おそらくそのデザインの方が強度が高いはずです。

また日本の古民家の梁（はり）は、アーチ（丸み）があるものを使用しています。この構造が上からの圧力に強く適しているからだそうです。

我々の足や手、背中の関節の作りも、**丸み**がある状態が一番体重が支えられます。

何か不思議なつながりを感じませんか？

体は「ねじれ」が大切です！

負担のない動きで歩行ができるようになり、足腰の痛みを起こさない体にする。これが私がみなさまに身につけていただきたいコンセプトというのは、先にお伝えした通りです。

ではそのためにはどうしたら良いか？　ここではその中での重要コンセプト、**〝ねじれ〟**についてご紹介します。

「ねじれ」？　何それ？と思われるかもしれませんが、実は**体の各部位は、そ**

れぞれ「ねじれる」ことによって動きが出ます。そしてその「ねじれ」がないと、体に負担がかかるわけです。


例えば、「つちふまず」。

実はこの部位も、足のねじれによって動きが出るのです。

そしてそのねじれの動きが低下する→「つちふまず」が硬くなる（「つちふまず」が上がらない、もしくは下がらない）。

このような状況が地面からの衝撃をうまく吸収できず、足裏からさらに上にかけての痛みを起こしやすくします。


では他の箇所はどうでしょうか？

それこそ、膝、骨盤、背骨、そして、腕もすべて「ねじれ」が生まれることにより、その部分の動きが生まれます。

足より膝が
外側に向くと…

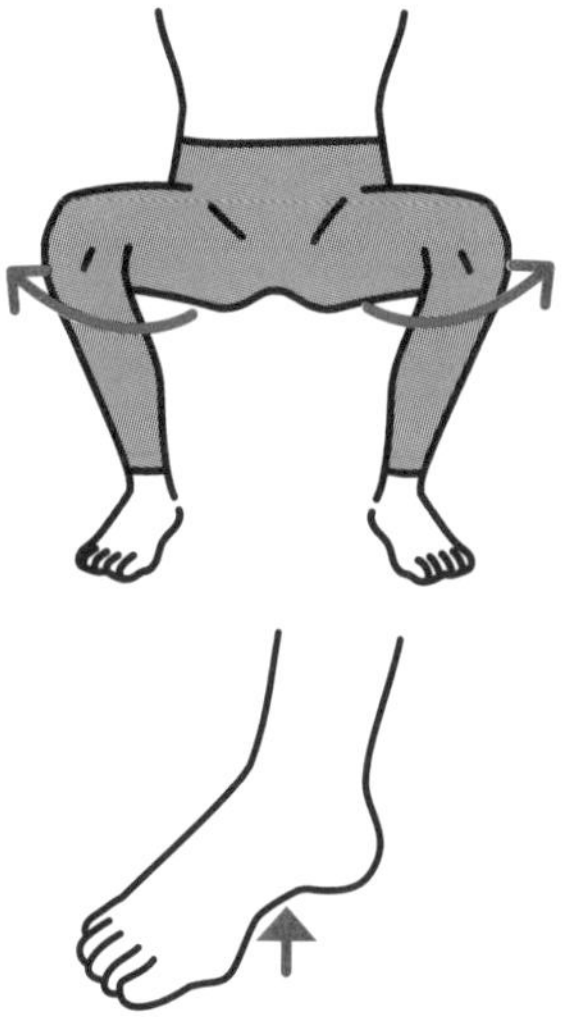

つちふまずが
上がる（高くなる）

足より膝が
内側に向くと…

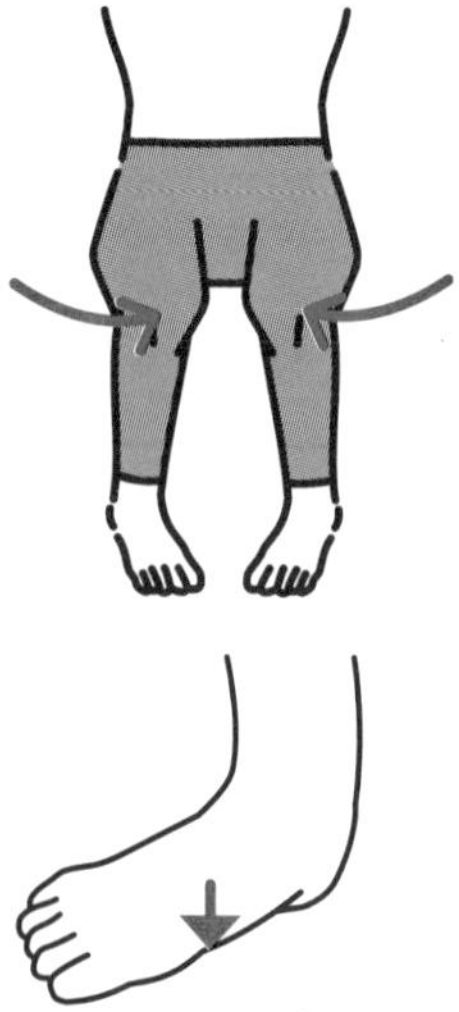

つちふまずが
下がる（低くなる）

逆に言うと、**ねじれのない各箇所は、体の動きのしなやかさがなくなり、それぞれ負担がかかりやすくなります。**

結果として痛みの出やすい箇所となります。

体の各箇所がしっかりねじれ、関連して動くことによってお尻の筋肉がしっかり活用され、加えてつちふまずが高いことで体重が支えられ、しっかり立てるということです。

上半身も、ねじれを効果的に使うと
体重を支えやすくなります

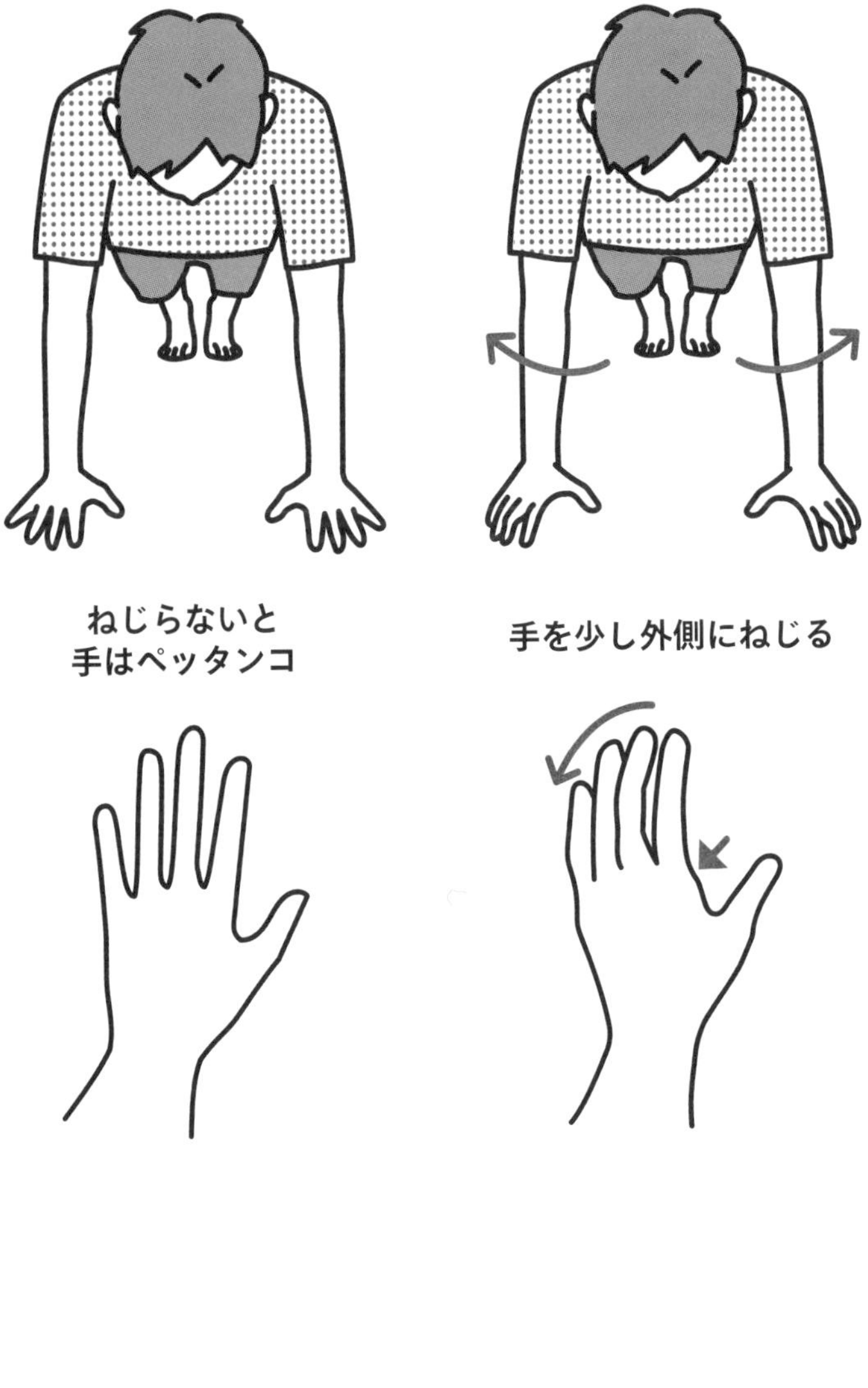

ねじらないと
手はペッタンコ
手を少し外側にねじる

第2章 簡単に痛みを消す方法

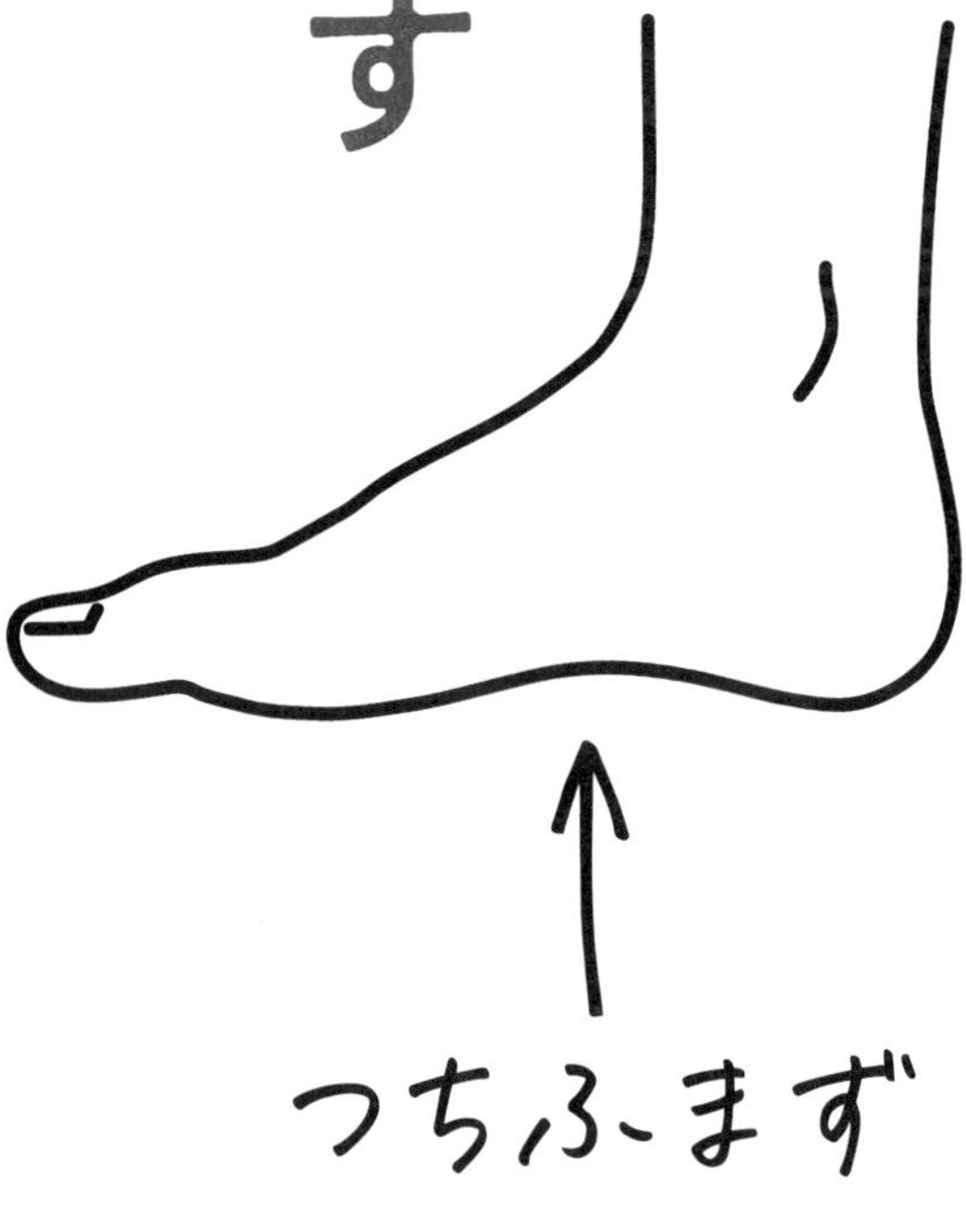

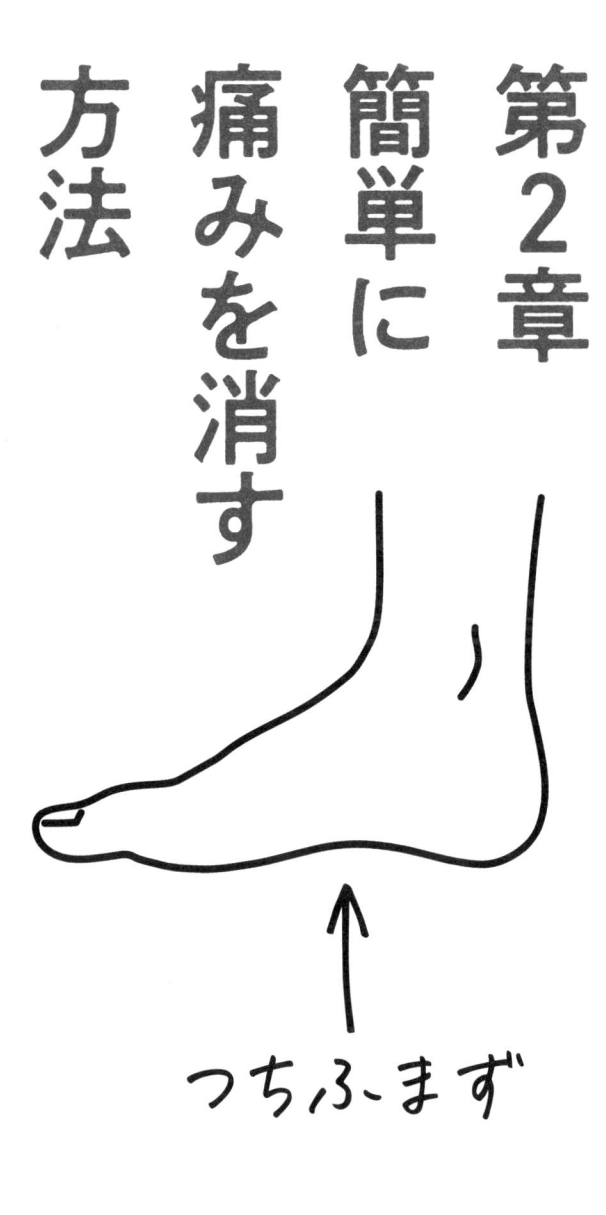

足腰に負担がかからないように、まずは足先からととのえよう！

東京、アメリカ、そして越後長岡と、多くの方の歩行を見て、気づいたことがあります。

当然100％すべてではありませんが、足腰に痛みを訴える方の多くが、まず**足先**にポイントがあります。

これはどういうことかというと、本来「まっすぐからやや外側にそろう」足指（足先）が、片足または両足とも、「内側に入り込んだ状態で」歩いている方

足先が内側に向いていると…

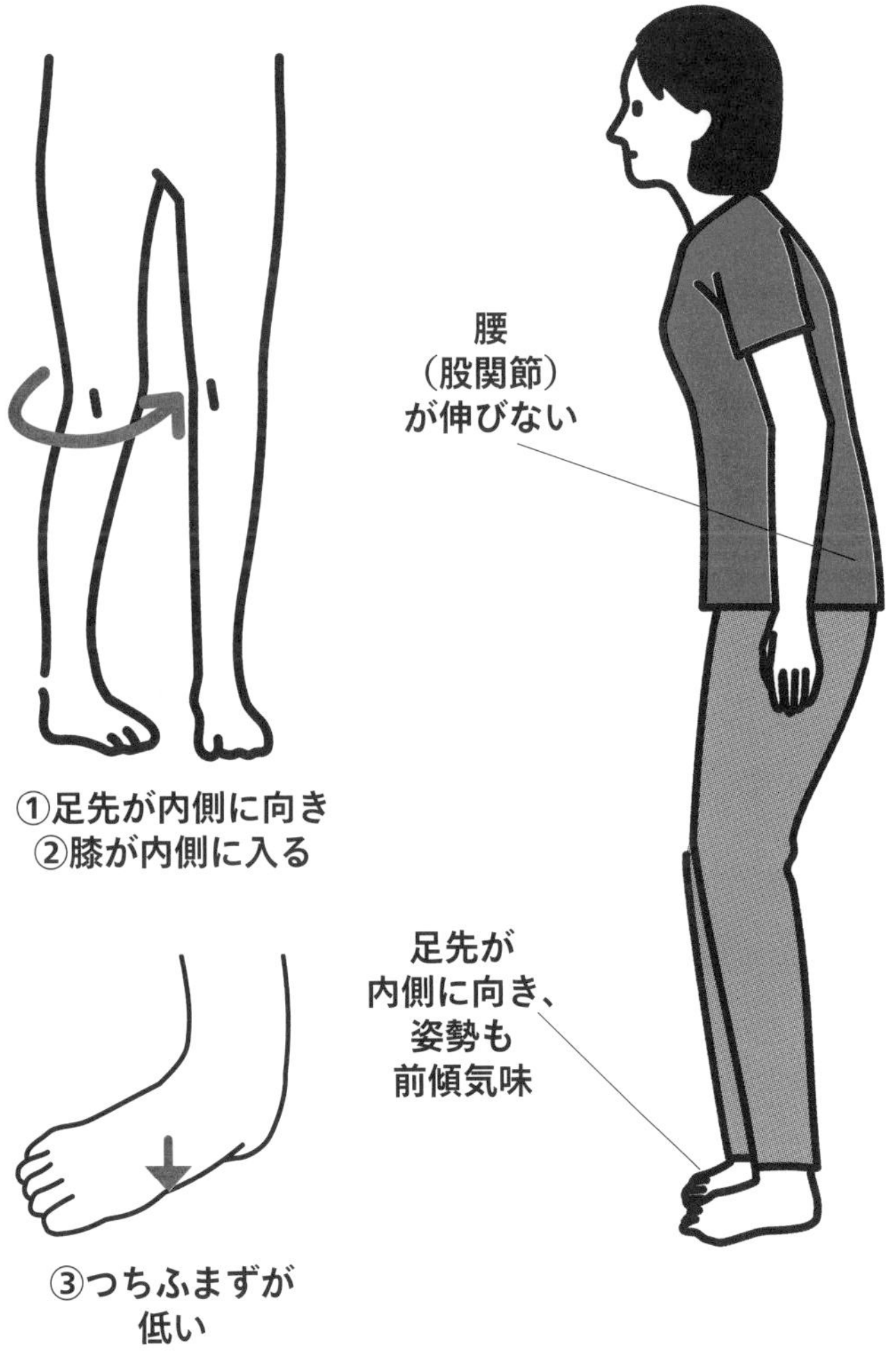

は要注意だということです。

両足とも足先が内側だと、いわゆる内股なので、ご本人も自覚しやすいのですが、片足の足先が内側に入った状態の方が比較的多く見受けられ、ご本人もそれを自覚しておらず、下半身を痛めている方が多いのです。

では、なぜ足先が内側に入ると、負担がかかるのでしょうか？

実はこれも「**つちふまず**」の動きとリンクします。

本来、足先がまっすぐもしくは外側に15度ぐらいの角度で位置していれば、体を移動させる際にスムーズに体重を移行させることが可能ですが、**足先が内側にある場合、「つちふまず」が上がり体重を支える状態になっても、その上の膝、股関節がうまく回らず、結果各関節に負担をかけます**。また、「つちふまず」が上がる状態自体も、スムーズにいかない場合が多いのです。

ですから、私はまず最初に患者様の歩行や、座っている時の足先を見ています。片方が極端に内側に入っている場合、〝これはこちら側が痛いのかな？〟と、だいたい察しがつきます。実際、片方が足先が内側に入ると、歩行や動作でのバランスが崩れやすいのです。

ですから、まずは**足先が内側に入っていないかどうか？　これが重要なポイントの一つです。**

ちなみに、なぜ足先が内側に入ってしまうのでしょうか？

私が見る限り、特に日本の女性に多く見かけます。私はこれまで仕事や留学で世界の多くの国を訪れています。ですが、そのような特徴は日本人以外ではあまり見かけません。実に特徴的です。アメリカの教授らも，日本を訪れた際に多くの人の足が内側にねじれていることに驚いたと言っています。

欧米人もしくはその他海外の方にはあまりみられない、足先が体の内側に入る姿勢や歩き方。それはなぜでしょうか？　簡単にまとめてみました。

原因①床での横座り

正座を崩したような床での横座りは、足のねじれのクセをつける習慣だと思います。

横座りによって、お尻の横に出している足は、それこそ足先が内側に入るようにねじれ、内股のような状態になります。

足先が内側に入っている方に座り方について質問すると、多くの方が小さい頃から座り方にクセがあり、お尻の真横に出す足（その側の下半身）に痛みを訴える場合が多いです。

なお、両足ともお尻の横に出す座り方も、当然ですが足を内側にねじりますので、下半身に負担をかけます。

原因②流行（文化での）の立ち方

流行の立ち方というと、〝なんだそれ？〟と思われるかもしれませんが、やはり欧米やその他海外の方に比べ、日本人（特に女性）は立っている時も片方の足先が内側に入る方が多く見受けられます。

これは推論ですが、長年の日本の文化の中で少し内股気味で立つ姿勢、その雰囲気が〝かわいい〟、または〝女性らしい〟という印象が多くの方にあるのではないでしょうか？

例えば、女性のタレントさんや女優さんの立っている写真を海外の方々と比較しても、日本の女性は足先が内側に向いている場合が多いです。

原因3（文化、習慣）

また、来院する足にお悩みの方で、日舞（日本舞踊）を行っている、または行っていた方も多いです。

ご存知の方もいらっしゃると思いますが、日舞は伝統的に足を内股気味でその所作を行うと聞きます。

そのような文化的背景や習慣も関連性があるかもしれません。

簡単な動作で「つちふまず」から動かそう！

ではさらに踏み込んで、動きにくくなった「つちふまず」ひいては下半身の動きを改善し、体に負担をかけない動作を深めていきましょう。

つちふまず運動

1、片足立ち

片足立ちと聞いて、〝こんな簡単なこと、大丈夫だよ〟と思いますか？　簡単に**身体がぶれることなく安定して30秒行うことができる**人は、歩くことも本来そんなに問題ない人です。

ところが実際には、プロスポーツ選手でも右足は問題なくても、左足だとあれ？　ふらふらしたり、30秒できない方は多くいます。

私は、この片足立ちには非常に深い意味があると考えています。

①歩く時には必ず片足立ちになる

↓

②片足立ちの状態をキープするには、体が安定していなければいけない

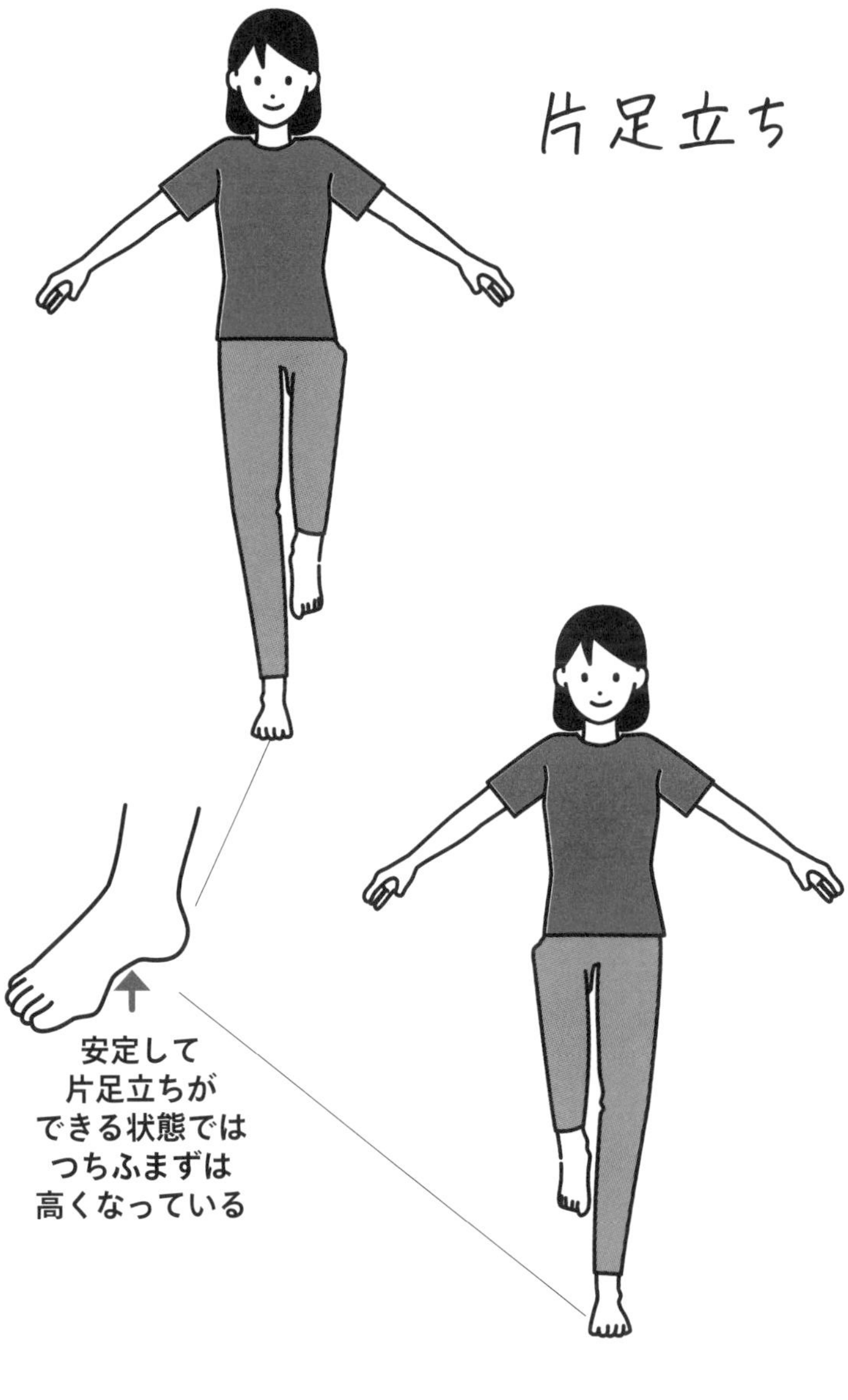
片足立ち
安定して
片足立ちが
できる状態では
つちふまずは
高くなっている

↓

③つまり片足立ちができる人は、体に負担をかけていない状態である

と言えるからです。

そして、実はこの動作は「つちふまず」とも関連性があります。

例えば、片足立ちをしても「つちふまず」が低い場合、安定して30秒行うことは極めて難しいです。なぜなら、「つちふまず」が高くなった状態でないと、体重を支えることは難しいからです。ご自身の体をキープすることは「つちふまず」が低い状態ではなかなかしんどいのです。

私は、そういう状態の方にも、まずは片足立ちをやっていただくようにしています。なぜでしょうか？

つちふまずが高くなる動き

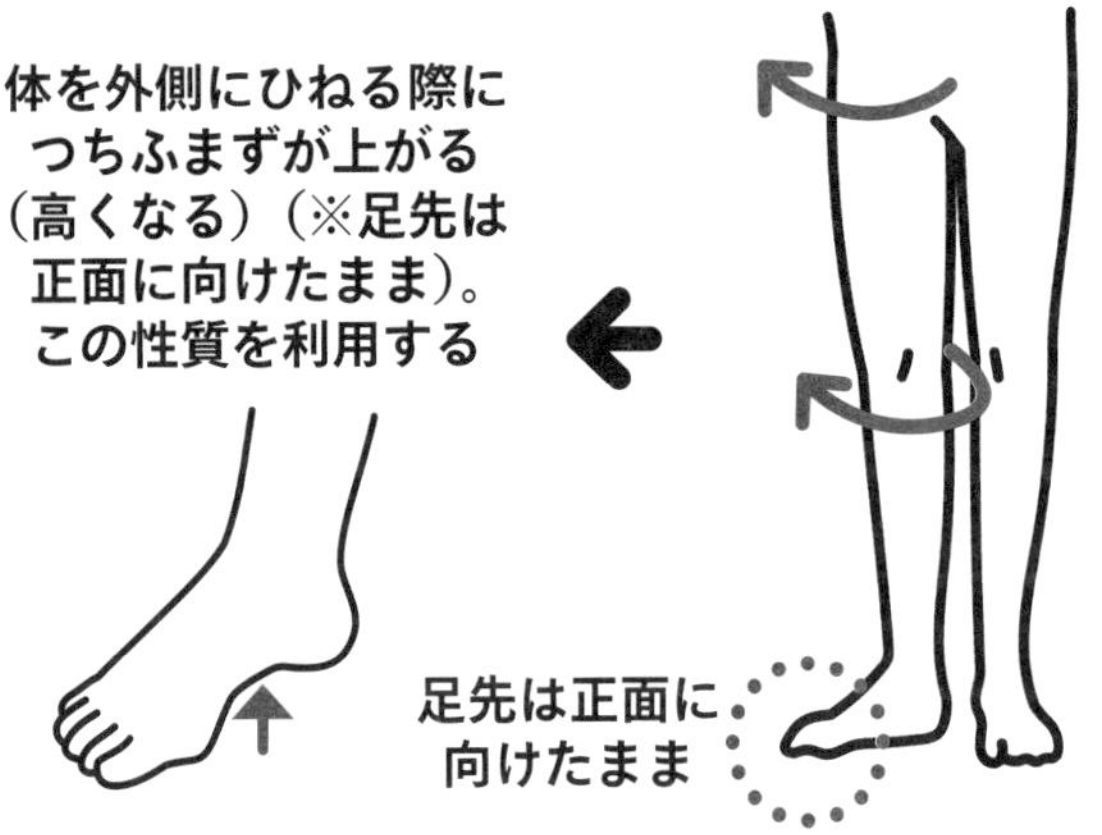
体を外側にひねる際に
つちふまずが上がる
（高くなる）（※足先は
正面に向けたまま）。
この性質を利用する
足先は正面に
向けたまま

これまで見てきた方々で、常に「つちふまず」が低い方（または片足立ちでも）というのは、**「つちふまず」が高くなる動きをいつのまにかしなくなっている方が多い**からです。

〝これは適切な動作によって改善するのでは？〟そう思った私は、片足立ちが難しい方にも**30秒**を目標に続けていただいています。

もちろん、指導したみなさん全員が30秒できるようになるわけではありませんが、多くの方が、回数を重ねるほどできるようになります。

それはつまり、

足がより安定する（＝「つちふまず」がしっかり上がるということ）
↓膝、腰の安定
↓姿勢の安定
↓片足立ちの動作可能
↓歩行の際の負担が軽減
↓痛みの起きにくい体

このような好循環を生むのです。

この片足立ちをする時は、前段で述べたように**足先が内側に入らないように気をつけてください**。

体が安定しませんし、そのフォームで片足立ちしても、負担のない歩行フォームにはなりにくいからです。

ただし、もちろん、片足立ちだけで「すべて」が良くなる！ということはありません。

他にもいくつか、足元から改善、安定させるとっておきの動作をお伝えしていきます。

2、ローテーション（体の回旋運動）

ツイストとも言われる、体を外側にねじる動作です。

これもとても簡単な動作ですが、実は非常に大切な意味があります。

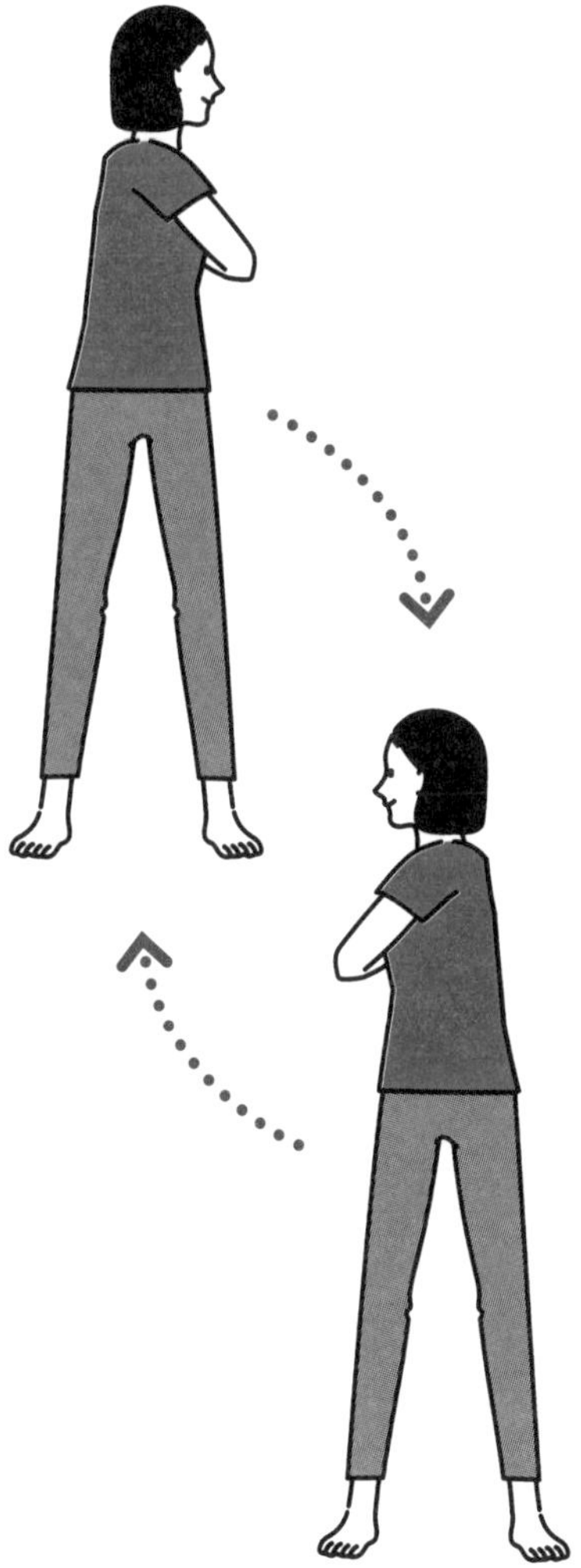

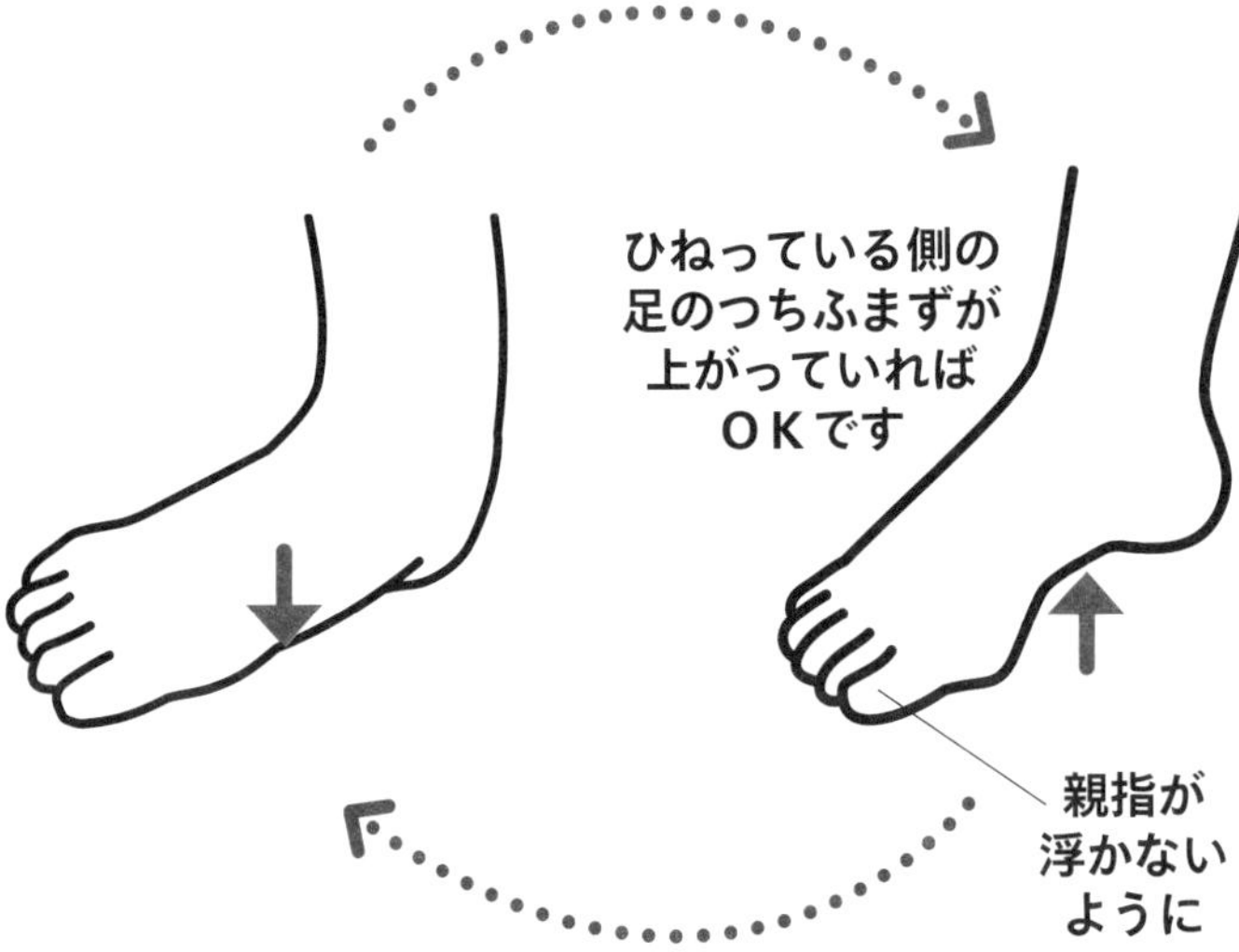
ひねっている側の
足のつちふまずが
上がっていれば
ＯＫです
親指が
浮かない
ように

この動きは、つちふまずの「高い」「低い」の2面性の機能を高めます。

まずは普通に腰をひねってみてください。

この時、ひねっている側の足（右にひねっているときは右足、左にひねっているときは左足）の「つちふまず」が上がっている方は、問題ありません。

なお、ひねる時には足の親指が浮かないように気をつけながらやってみてください。

そして、「つちふまず」が上がらない方は、前段の片足立ちでも述べたように、いつのまにか「つちふまず」が上がる動作をしなくなった方です。

もちろん、先天的にそれができない、ひどい偏平足の方もいらっしゃるかと思います。

ですが、本来は「つちふまず」が上がる動作が可能だった方がそれがいつのまにやらできなくなっている方も多いのです。

この時「つちふまず」を上げるポイントは、**膝がしっかり外側に行くまで体をねじる**ということです。足部と膝は当然のことながらチェーンのように連動しますから、膝が外側に動くと、足部も外側に動きます。その際に、「つちふまず」が本来であれば高くなります。

この動作を、まずは体で覚えていただくために**10回から20回**を1セットとしてゆっくり確認しながら行います。

つちふまずが高くなる動き

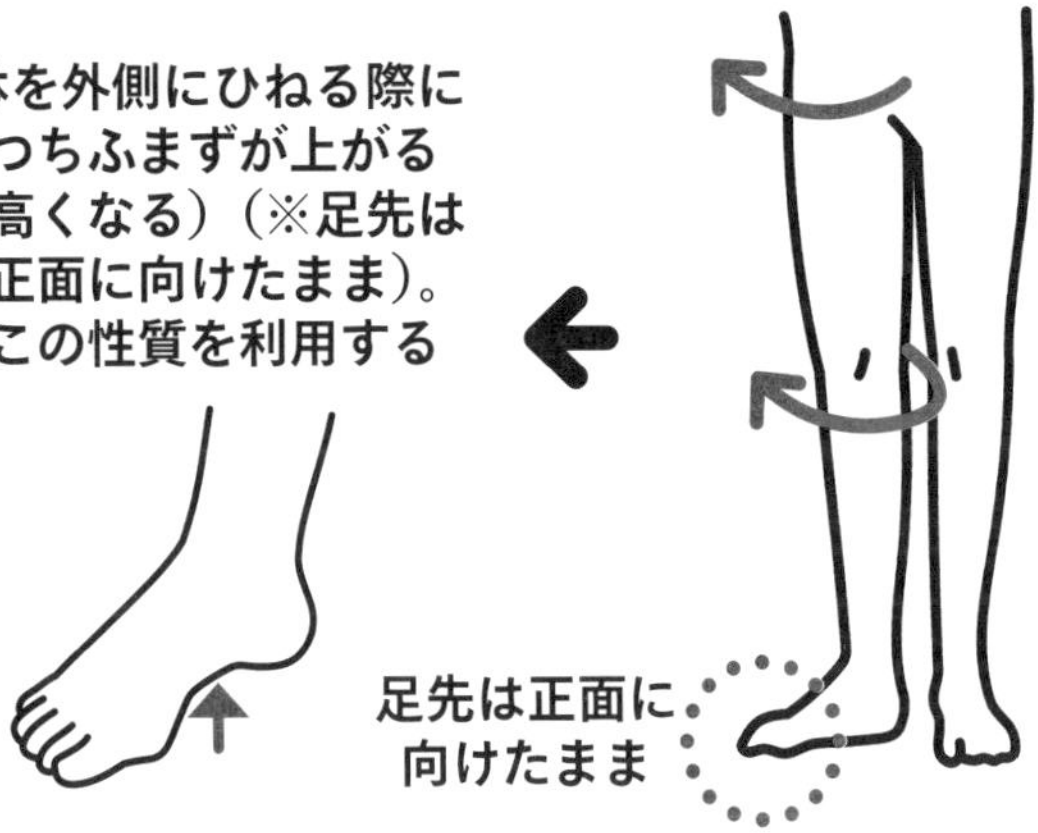
体を外側にひねる際に
つちふまずが上がる
（高くなる）（※足先は
正面に向けたまま）。
この性質を利用する
足先は正面に
向けたまま

実際この動作を行っていただくと、これまで「つちふまず」があまり動かなかった方でも〝つちふまずが上がる感覚がわかった！〟とおっしゃる方が多く、感覚を理解していただけます。

この時、先ほど説明したように、**ひねっている側の親指が浮かないように気をつけて行ってください。**

そして、外側にひねっても〝つちふまずに変化がなく、よくわからない〟という方もいるかと思います。

それでもこの動作は、「つちふまず」

から上の足首、膝、股関節がスムーズに連動するためにとても効果的ですから、ぜひ行っていただくとよろしいかと思います。

もちろん、万が一これで膝や体のどこかが痛ければ、当然ですが無理をしないでください。

つちふまず運動

3、つちふまずとアキレス腱を同時に改善する

よく学校の体育の授業で〝アキレス腱を伸ばしましょう!〟と言われて行っていた動作を覚えていますか?

それをより正確に正しく行って、「つちふまず」から腰、背中まで快適な状態に保ちましょう。

つちふまずとアキレス腱の改善

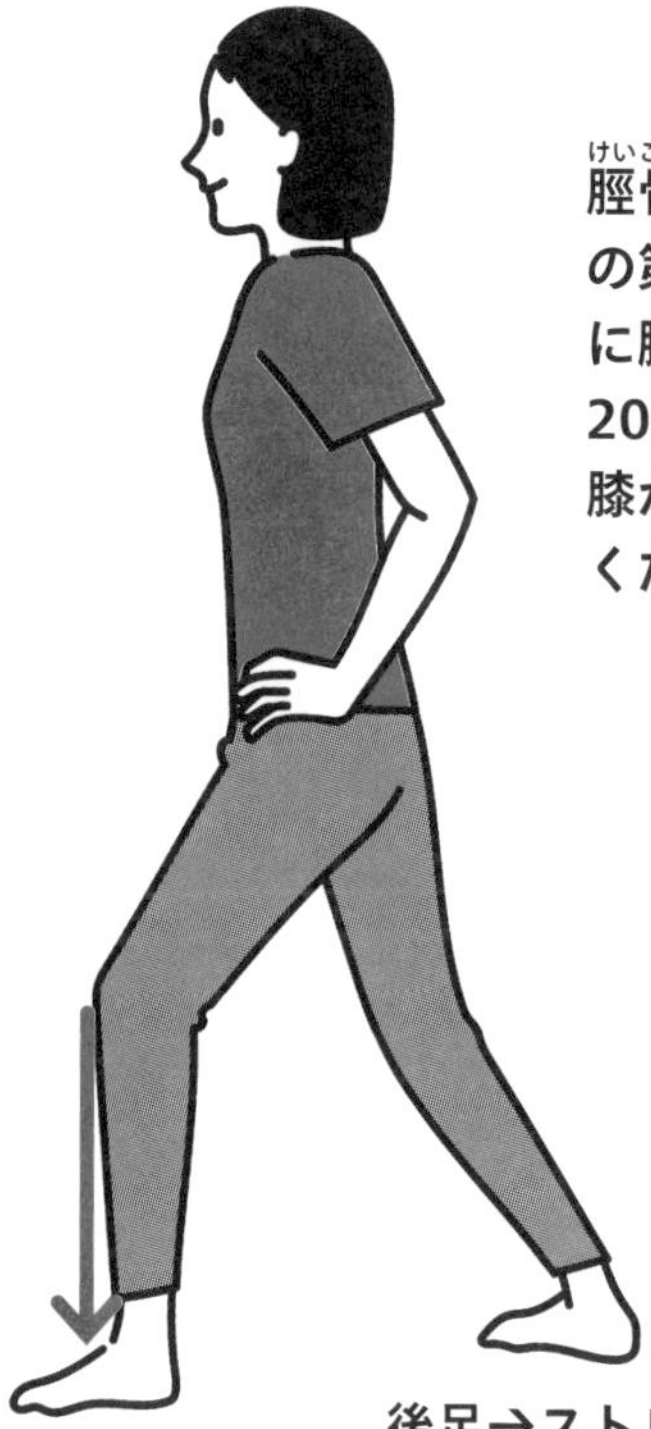

脛骨粗面《けいこつそめん》（膝のお皿の下の骨）から足の第２指（人指し指、おおよその目安）に脚のラインを揃えて行います。
20 秒以上伸ばしてください。
膝が内側に入らないように行ってみてください。

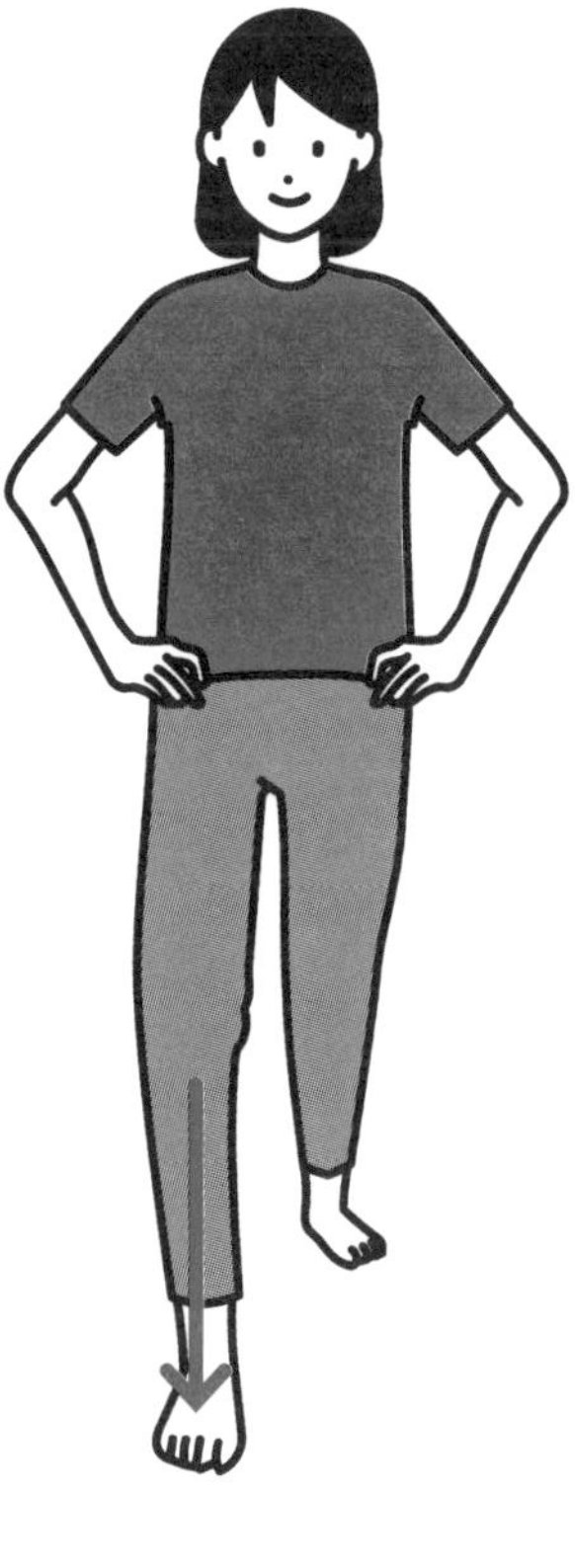

足先が内旋《ないせん》する人、つまりつちふまずが低くなりがちな人（偏平足、外反母趾《がいはんぼし》、膝、足裏が痛みがちな方）に効果的です。

ここでのポイントは、**前に出す足の足先**と**姿勢**です。

①前に出す足の足先

足先が内側に入ってしまうと、足の安定にはつながりません。足先がまっすぐから外側に位置していれば、その結果「つちふまず」が上がり、膝も内側に入らずまっすぐから少し外向きに位置します。

そして、前足の膝は床に対して膝下が垂直になる程度に軽く曲げ、後ろ足はしっかりかかとも膝も伸ばしてください。ただし、決して痛みが出るほど伸ばさないように。じんわりと、気持ちいいなあと感じる程度で良いのです。

20秒以上行ってください。

②姿勢

姿勢は、目線をまっすぐにして体を起こしてください。

この動作は、なるべくなら両脇に机や椅子などのサポートは置かないで行ってください。

なぜならこの動作の優れている点は、後ろ足をしっかり伸ばして、柔軟性を高め、その一方で前足は安定感を高める動作として機能しているところだからです。

姿勢良く行えば、股関節も伸び、一石二鳥ではなく一石三鳥にもなる動作です。ぜひ行ってみてください。

余談ですが、器械体操をしていた方で特に平均台を行う際は、この足先と膝の位置関係がすんなり頭に入るそうです。そうでないと、例えば膝が足より内側に入れば、平均台を足から支えることができないからです。これも足、つちふまずの動きからみれば納得です。

4、体そらし

これもとても簡単かつ重要な基本動作です。

そして、下半身の痛みがひどく、歩くこともままならないような方に、有効な動作と考えます。他の動作と同じく痛みがある場合は行わないでください。

足を肩幅に広げ、これもこれまでの動作と同様に足先をまず内側に入らないよう確認してください。

そして、**お尻を軽く締めながら**体をゆっくり後ろにそらします。**その際に膝を軽く曲げて気持ち外側にそらして（要は膝が内側に入らないようにして）行ってください。**

※首の悪い方は控えるか、またはあまりそらしすぎないよう注意してください。

体そらし

足を肩幅に開いて、上体をそらします

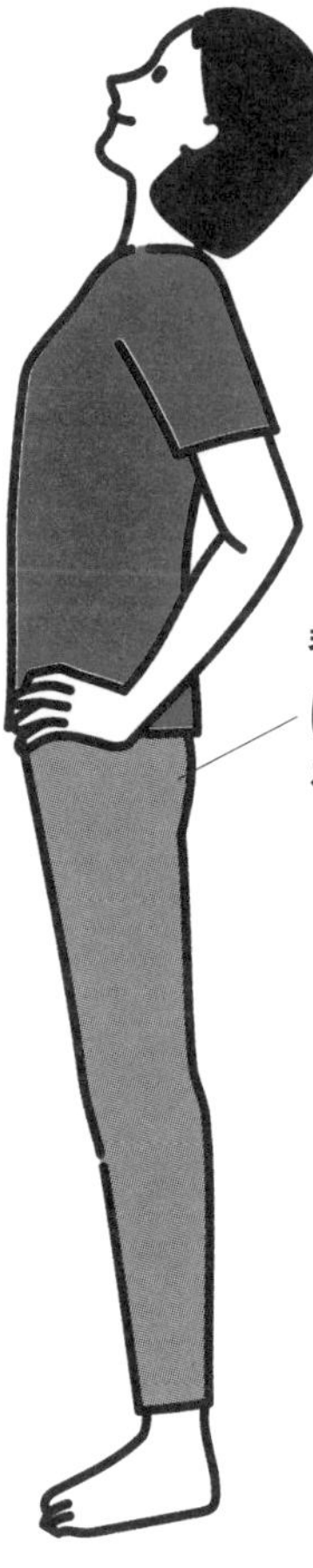

脊柱伸展（背骨を伸ばす）の時に、お尻を軽く締めます。

この運動は…
・急な動きによる腰痛を防ぐ効果があります。
・股関節が動かなくなっている人（股関節外旋や伸展、股関節屈曲が非常に乏しい人）が最初に行う運動療法に適しています。

〝え、これだけですか？〟そう思う方もいらっしゃるかもしれません。はい、これだけです（笑）。この中に大切な足からの安定感を高める要素、股関節、膝関節を少しずつ動かしていく要素が入っています。

痛みで長い間、お体が動かなくなっている方には、この動作がきっかけで少しずつ以前のような状態に戻すことが可能です。

ゆっくりそらして、また戻す。この動作を1セット3～5回ほど行えば十分です。

この動作によって、**つちふまずが軽く上がり、足指を動かす感覚が理解でき、**股関節も軽く伸展、外旋（伸びたり外側に向かって回転）します。まずはこの程度で十分です。

注意点として述べたように、**足先をまっすぐ、もしくは軽く外側に広げて行いながら、かつ膝が内側に入らないように体をそらしてください。**

第3章 気をつけたい日常動作

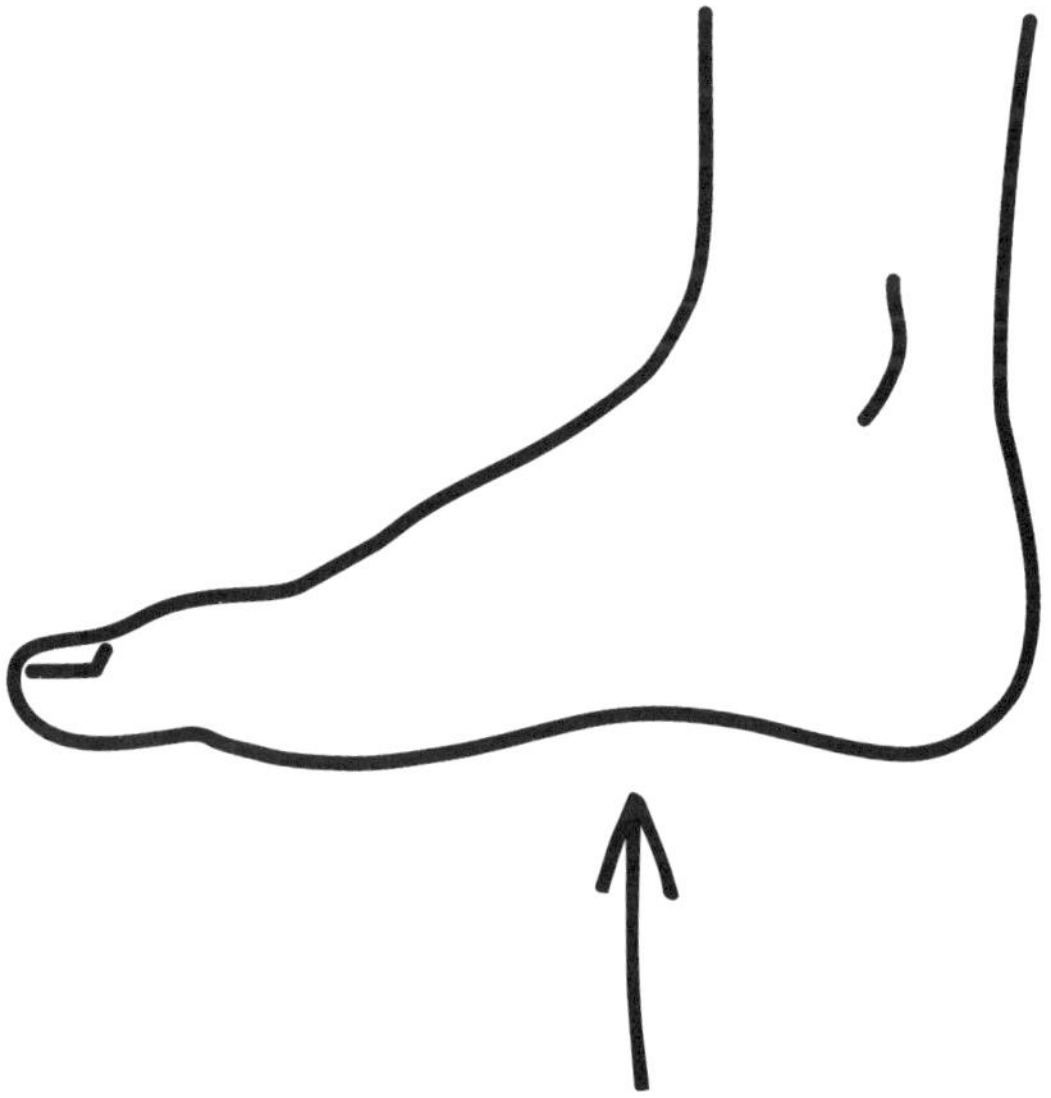

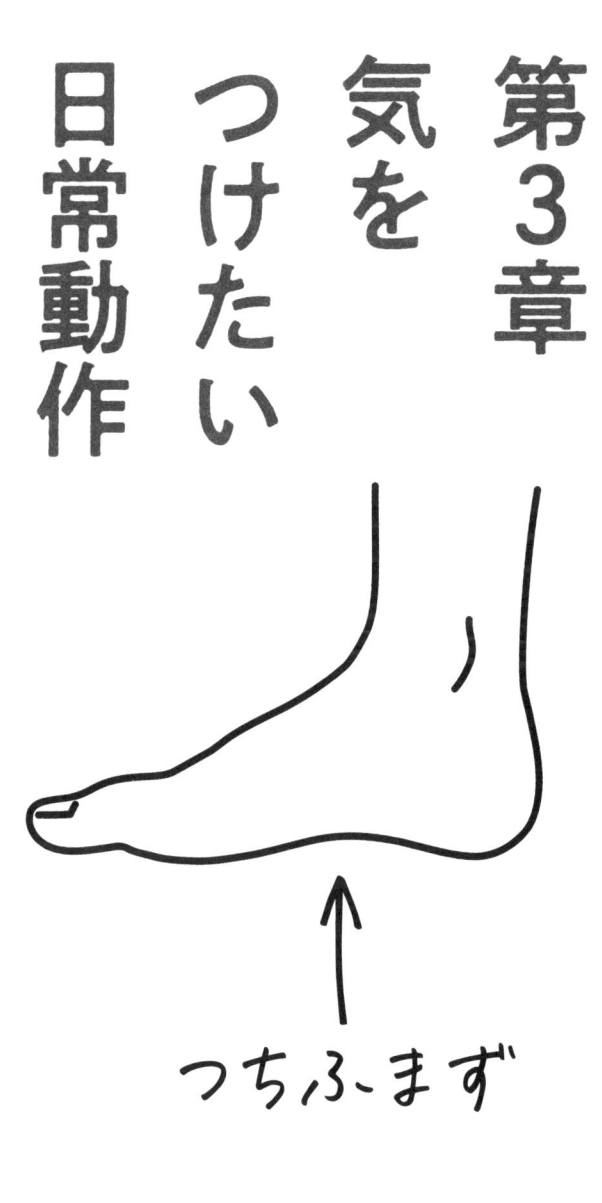

私は日頃からお客様に対して、運動指導だけをしているのではありません。

日常の動作、ご本人が普段どのように生活し、痛みがあるのであれば、どれだけ体に負担がかかる時間を費やしているか？

そういったこともとても重要と考えます。

ですから、最初に、どんなお仕事、どんな動作が多いか推論していきます。

そうした中で、痛みが下半身に多い方の動きを注視するわけですが、基本的な動作に意外と問題点が多い方が多くいることがわかりました。

人間は移動する際に、（歩けない事情がある方を除けば）必ず歩いています。

その次に（これもできない事情がある方を除けば）必ず座る、立つ等の基本動作が加わりますよね？

もし、それらの基本的な動き自体があなたの身体に負担をかけているとしたら、歩く際の負担とともに、なかなかお体の負担は軽くなりません。

ですから、「負担をかけない動作」というのは、とても大切なのです。

これから紹介する各動作も、前段のセルフでできる動作同様、とても大切ですので、ご自分でどうかチェックしながら行ってください。

また、これからご紹介する動作の多くが、やはり「**つちふまず**」と関連性があります。その都度確認しながら説明していきます。

「立ち上がり方」に気をつける

まずお伝えしたいのは、**立ち上がり方**です。

〝え、普通に立つだけでしょ？〟と思われるかもしれませんが、その時に、意外な落とし穴が潜んでいます。

あなたは、こんなふうに立ち上がっていませんか？

〝立ち上がる時に、膝が内側に入る（厳密に言えば、足より膝が内側に入る）〟

これは、絶対にいけません。

こんな立ち上がり方をしていませんか？

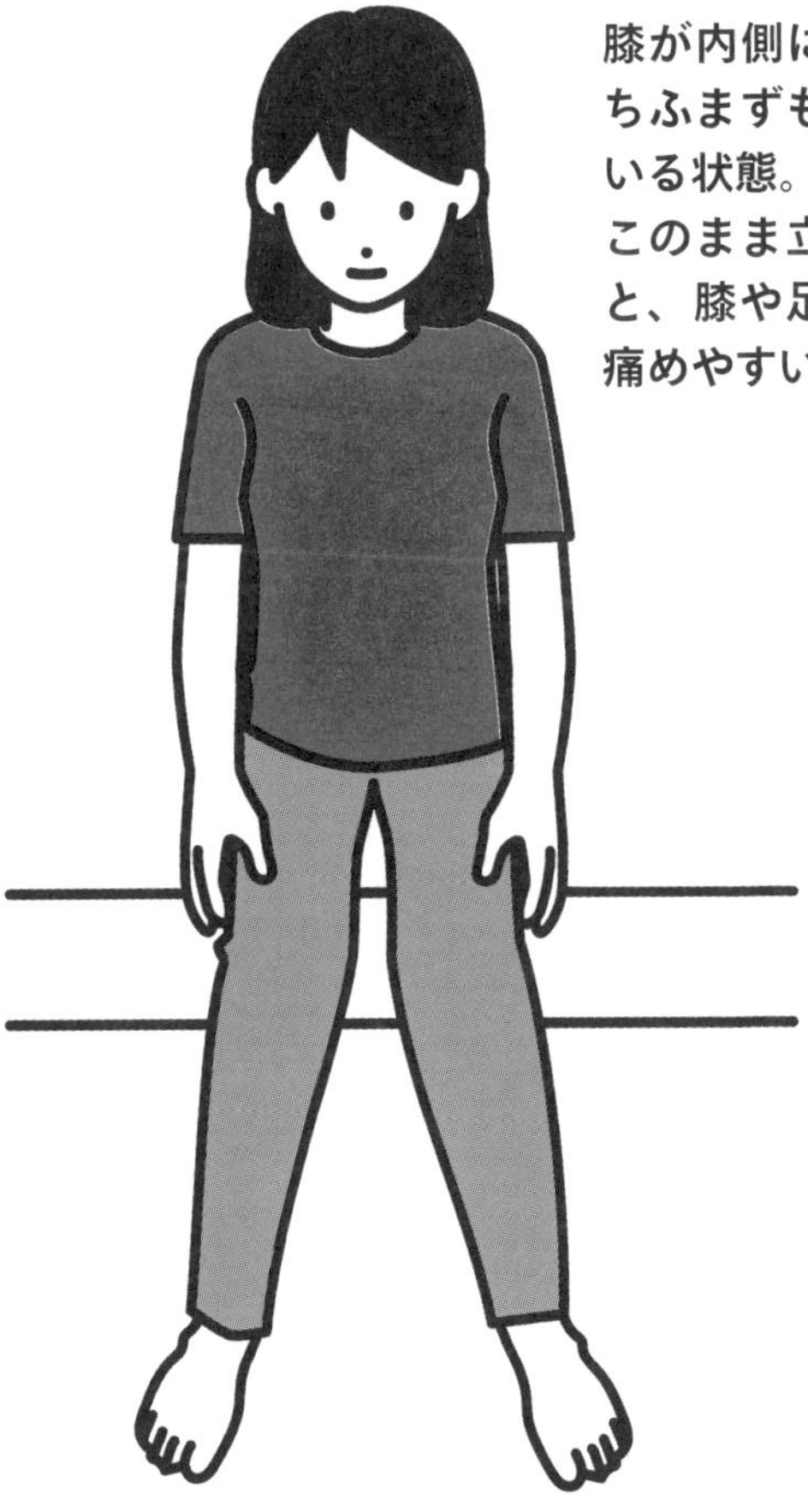

膝が内側に入り、つちふまずも下がっている状態。
このまま立ち上がると、膝や足裏、腰を痛めやすいです。

なぜ「膝が内側に入った立ち上がり方」がよくないのか

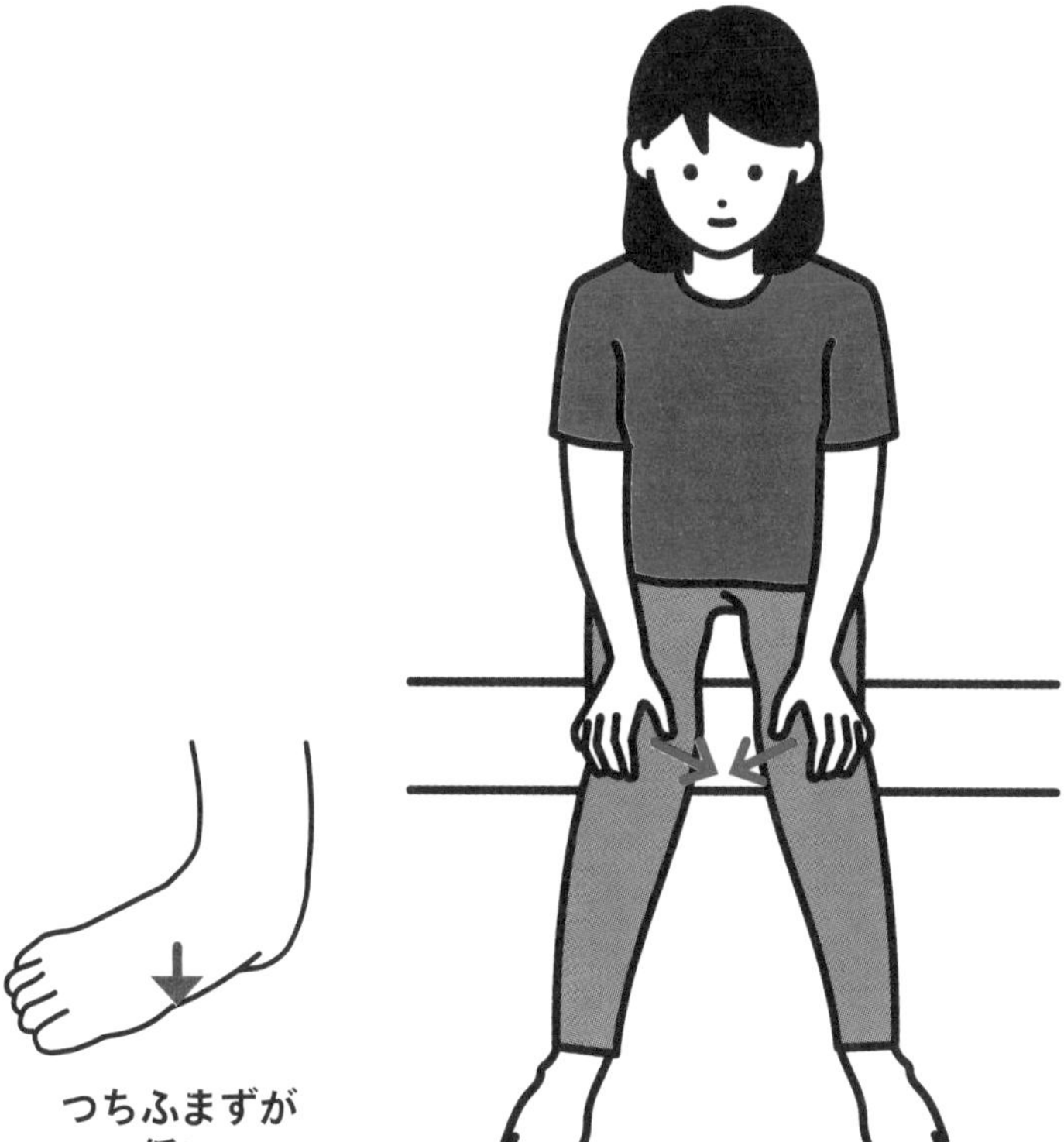

膝が内側に入り、つちふまずが下がって体重を支えにくくなっている状態で立ち上がると、膝や腰に負担がかかります。

実は日本の女性に、この立ち上がり方が多く見受けられます。この立ち上がり方をしていると、膝や足、腰に非常に負担がかかります。負担がかかることの動作をずっと続けていると、やがてそれが蓄積され、痛みの原因になります。

ではどうすれば良いのかというと――

立ち上がる時、膝が外側に向くような感じで立ち上がる

が正解です。「**足よりも膝が内側に入らないように立ち上がる**」とも言えます。お尻を少しきゅっと締めながら立ち上がると、膝が外側に向きやすいです。

何が違うの？と思われるかもしれません。

身体に負担がかからない、良い立ち上がり方

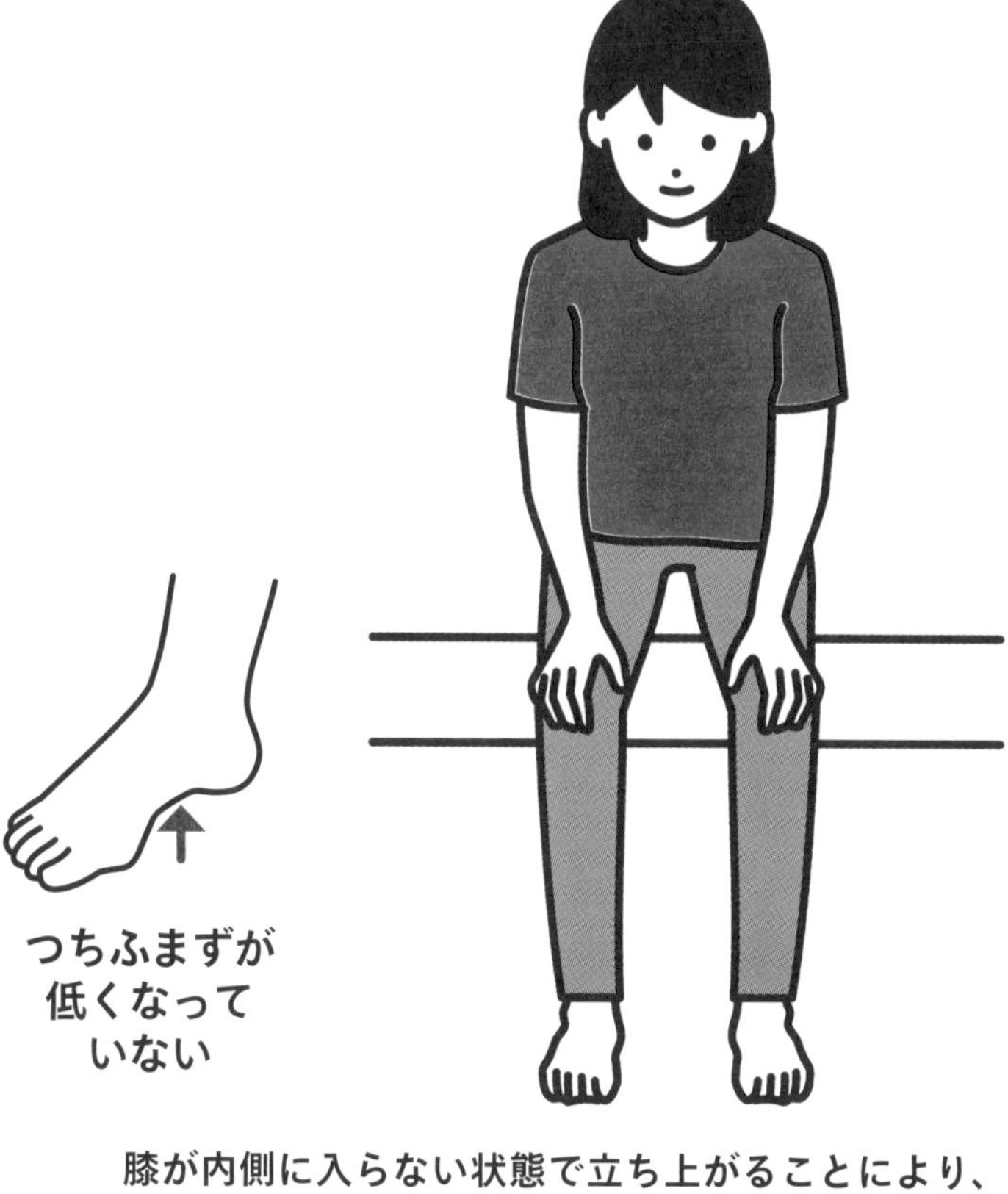

膝が内側に入らない状態で立ち上がることにより、つちふまずは上がったままで、体重を支えながら立ち上がることができます。つまり無理（負担）のない立ち上がり方です。

実はこの動きをすると、まさに「つちふまず」から身体が正しく立ち上がる動作になり、膝や腰に負担をかけずに済みます。

膝を外側に向けることにより、「つちふまず」が上がる、ひいてはお尻の筋肉をしっかり使うことができるのです。

この動きは日常的に行われるものです。したがって、身体に負担をかけることがないよう、もっとも警戒すべき動作であると言えます。

100歳まで歩くための第一歩と言っても過言ではありません。

お尻を軽く閉じるイメージで立ち上がる。

足先は内側に入らない。

膝を開き気味で立ち上がる＝「つちふまず」が高くなる＝お尻が使える＝膝、腰に負担をかけずに立ち上がることができる。

この時も、足先から考えることが大切です。でないと立ち上がる際に、大事なお尻の筋肉をうまく使うことができず、その結果、膝や股関節、腰に負担をかけながらの立ち上がりになるからです。

繰り返しますが、この動きを甘く考えないでいただきたいのは、日常生活で私たちは立ったり座ったりする動作を数多く行っているからです。負担のない動きで行うのと、負担をかけながら行うのでは、たった1日でもダメージの蓄積に相当な差が出ます。

ましてや、そこに気づかず、何年も何十年もその動作を行っていれば、他に何をしようが、痛みの根本は解消されないことになります。

立ち上がる時にも、「つちふまず」がわずかですが上がっている必要があります。**「つちふまず」は常に体の安定に深く関わっている**と言えるのです。

ちなみにですが、お越しになられる方で最近多いのが、健康診断や施設での体力チェックで「イスからの片足立ち（スクワット）」がうまくできません、という方々です。

筋力がないのも当然理由の一つでしょうが、足の動かし方を見ると、お伝えしているような、「つちふまずが上がらない」「お尻の筋肉をうまく使えず、膝が内側に入る、もしくは足先が内側に入っている」立ち方で行おうとされている場合もあります。

そこで私が「では足先を正面にして、膝を足より外側に軽く広げながら立ちましょう」と指導しながら行うと、立ち上がれるのにびっくりされます。

つまりつちふまずが上がり、体重を支えるための下半身の正しい動かし方ができるようになった、ということです。

「立ち方」に気をつける

立ち上がった後の「**立ち方**」も、当然大切な動作です。多くの立ち仕事をしている方々は立っている時間が長いでしょうし、その間に負担がかかる体の状態であれば、その積み重ねが足腰の痛みにつながります。やはりこの動作でも指摘したいポイントがあります。

足先を内側に向けて立たない

ということです。

こんな立ち方をしていませんか？

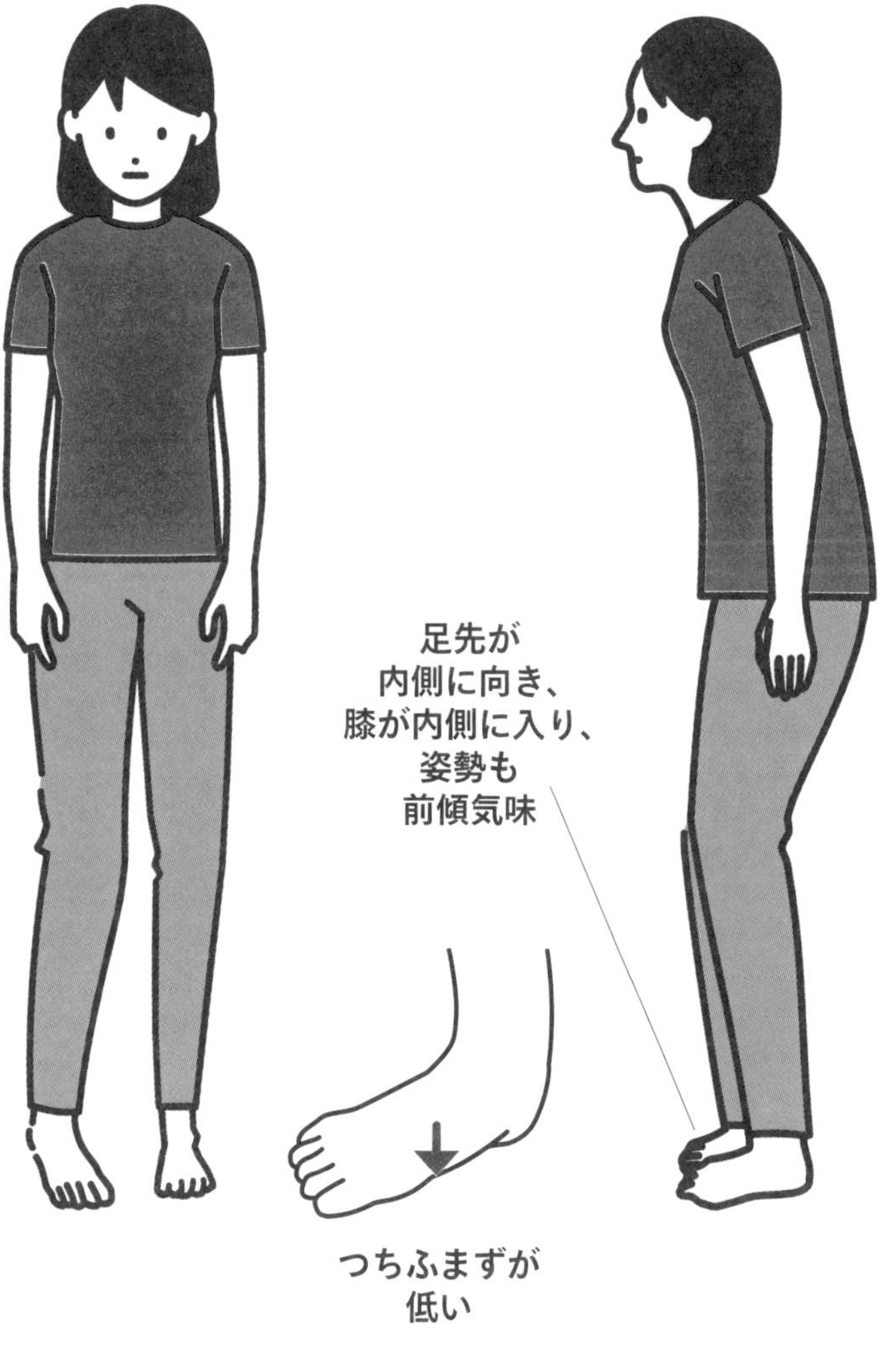

すでに何度もお伝えしている通り、足先が内側に向くと、膝が内側に動きやすくなります。そして骨盤が歪み、下半身へのしびれ、痛みを起こします。実は、この姿勢（動作）も日本の女性に大変多く見受けられます。両足先が内側に入っていなくても、どちらか片足が内側に入って（位置して）立っている方が非常に多いのです。

この姿勢（動作）は、間違いなく姿勢を悪化させ（体を前傾させ）、痛みも生じやすいですし、実年齢よりも老けてみられやすいです。

実は、この発見は私が渡米するまでは気づかなかったことです。では、どうして渡米してからこの違いに気づいたのか？　それは海外の女性で、そのような立ち方の女性を見かけないからです。ほぼほぼ皆無です。

他にご紹介している座り方、そして歩き方でも、日本の女性に特に多い特徴がありますが、まずはこの気づきが、他の国の女性（男性も多少ありますが）

との動作の違いを知った出発点でした。

ではどうしたら良いのでしょうか？

歩行のページでもご説明していますが、まずは**足先を内側に向けないようにして立ってみてください**。そして、**足先をととのえた後、軽くお尻を締めてみてください**。思いっきりではなく、軽くで良いのです。

すると、太ももが少しだけ外側に開き、前かがみ気味だった姿勢がすっきり伸びた感じになるはずです。

実はその際にお尻の筋肉が使えるようになり、縮こまっていた股関節が伸びて、ひいては胸も張れて美しい立ち方となります。

実際にやってみていただくと、ほとんどの方から〝足が伸びた〟〝体がまっすぐになった感じ〟等のコメントをいただきます。

足先が内側に向いている立ち方では「つちふまず」は低くなりやすく、また

良い立ち方

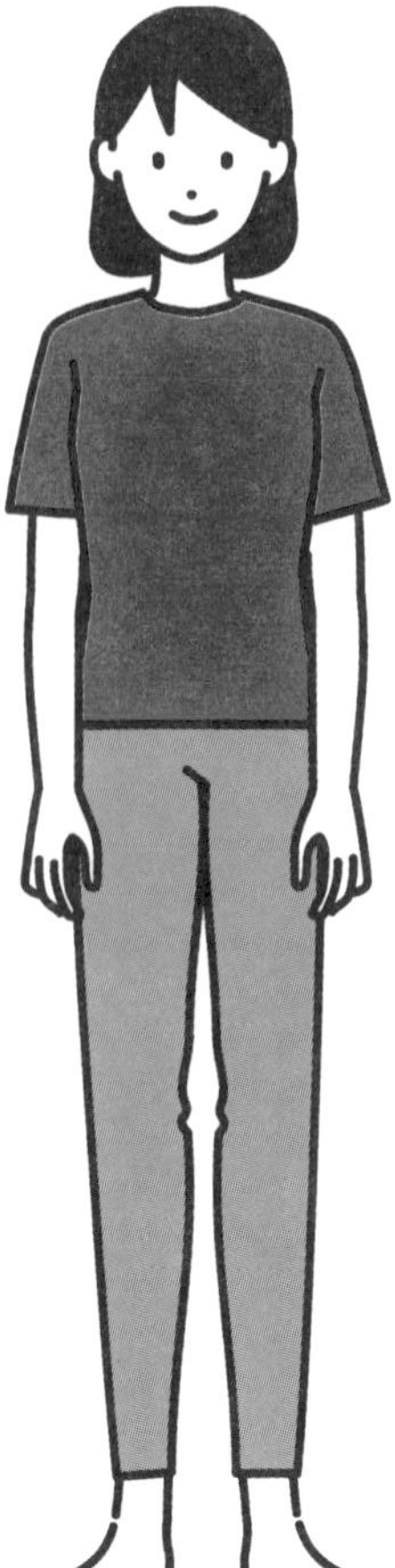

立つときに足先が内側に入る人は、足先をやや外側に向け、軽くお尻を締めてお尻と同時に骨盤周り（体の前面）の筋肉を伸ばし、姿勢を起こします。

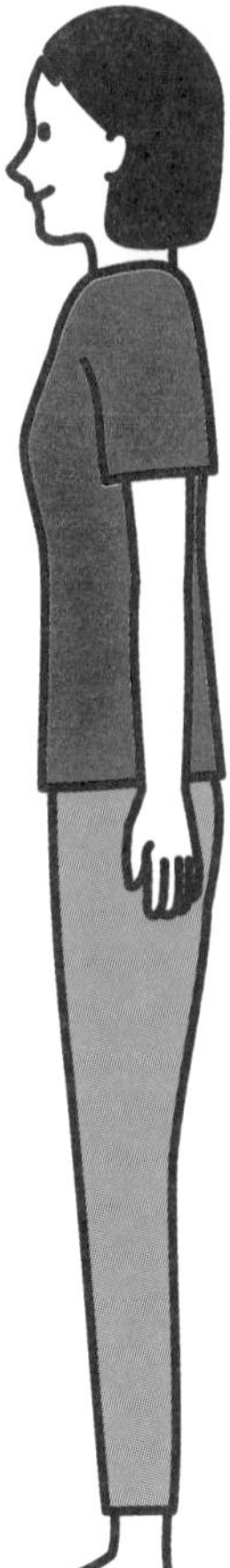

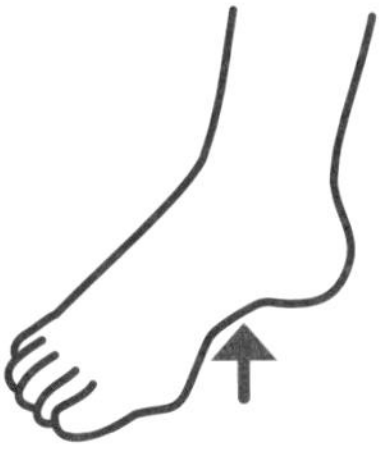
膝が外側に動き、姿勢の前傾も改善
つちふまずが低くなっていない

膝も内側に入りやすく伸びにくくなり、体が安定しづらくなります。

やはり「つちふまず」と関連性があるのです。

その結果、様々な痛みやバランスの崩れを起こしやすくなります。

ですから**まずは、立った時のご自身の足先を見てください。**

内側に入っていませんか？

だとしたら、少なくとも足先を正面に向けましょう。

少しずつ外側に向けて、ちょうど体が背筋が伸びて、お尻も締まり、体も安定している場所があなたの安定した立ち方だと思ってください。

ちなみに、足先が外側に大きく向きやすく、膝が内側に入り、つちふまずが低くなっている方もおられます。その場合は、逆に足先を軽く内側（正面から見てまっすぐより内側ではなく、あくまで〝少しだけ〟内側です）に入れると、つちふまずが上がり、足がより安定します。

「座り方」に気をつける

では、次に「**座り方**」です。

座り方にも体に負担をかけない座り方があるんです。

〝なんか面倒くさいなあ〟と思っていらっしゃる方、そんなことはありません。

ちょっとしたご自身のクセが痛みを誘発させますから、心当たりある方はぜひ直しましょう。

まずは、良くない座り方です。

女性ニュースキャスターのように足を片側に寄せて、足をななめに傾ける。

もしくは、足は広げているが、片側の足が体に真ん中による（もしくは両膝

こんな座り方をしていませんか？

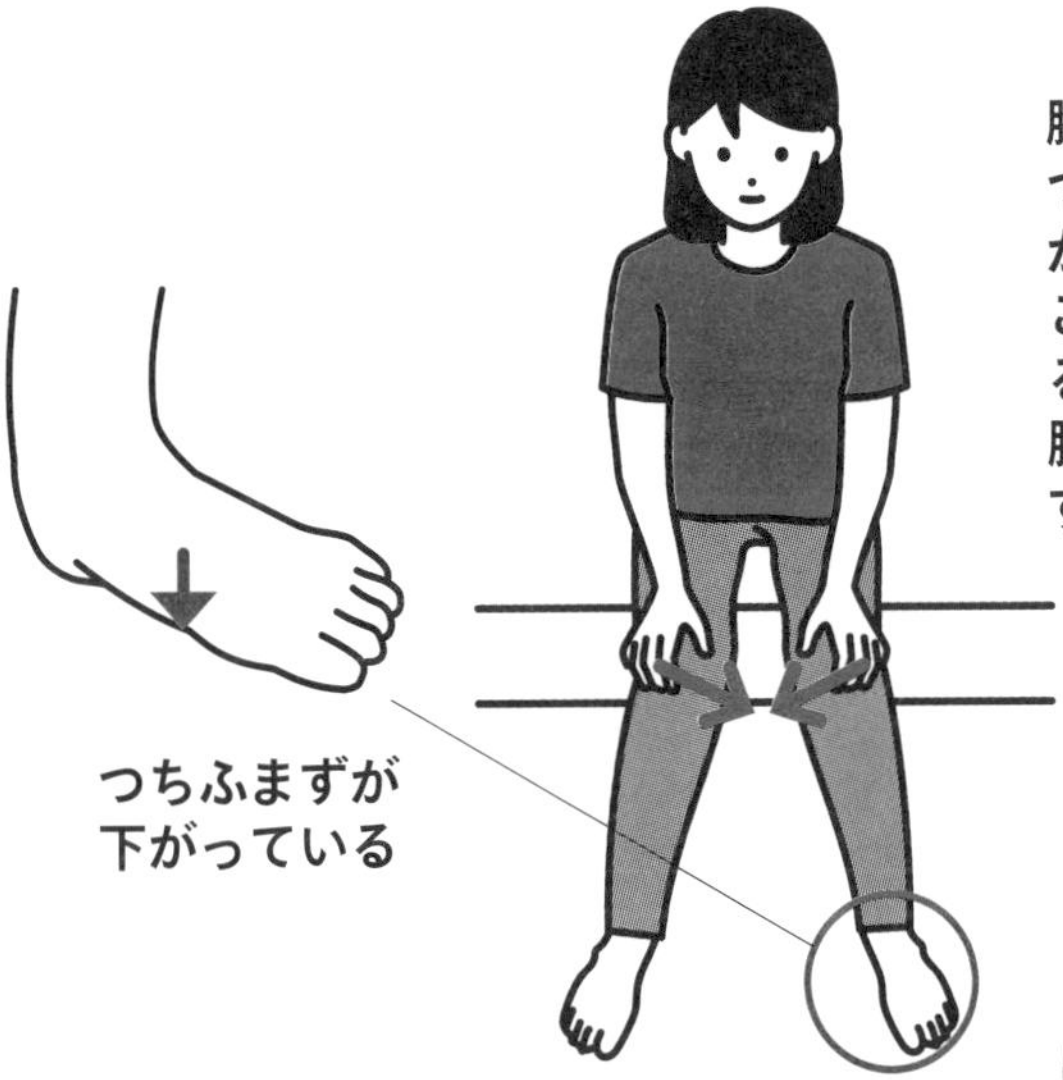

膝が内側に入り、つちふまずも下がっている状態。このまま立ち上がると、膝や足裏、腰を痛めやすいです。

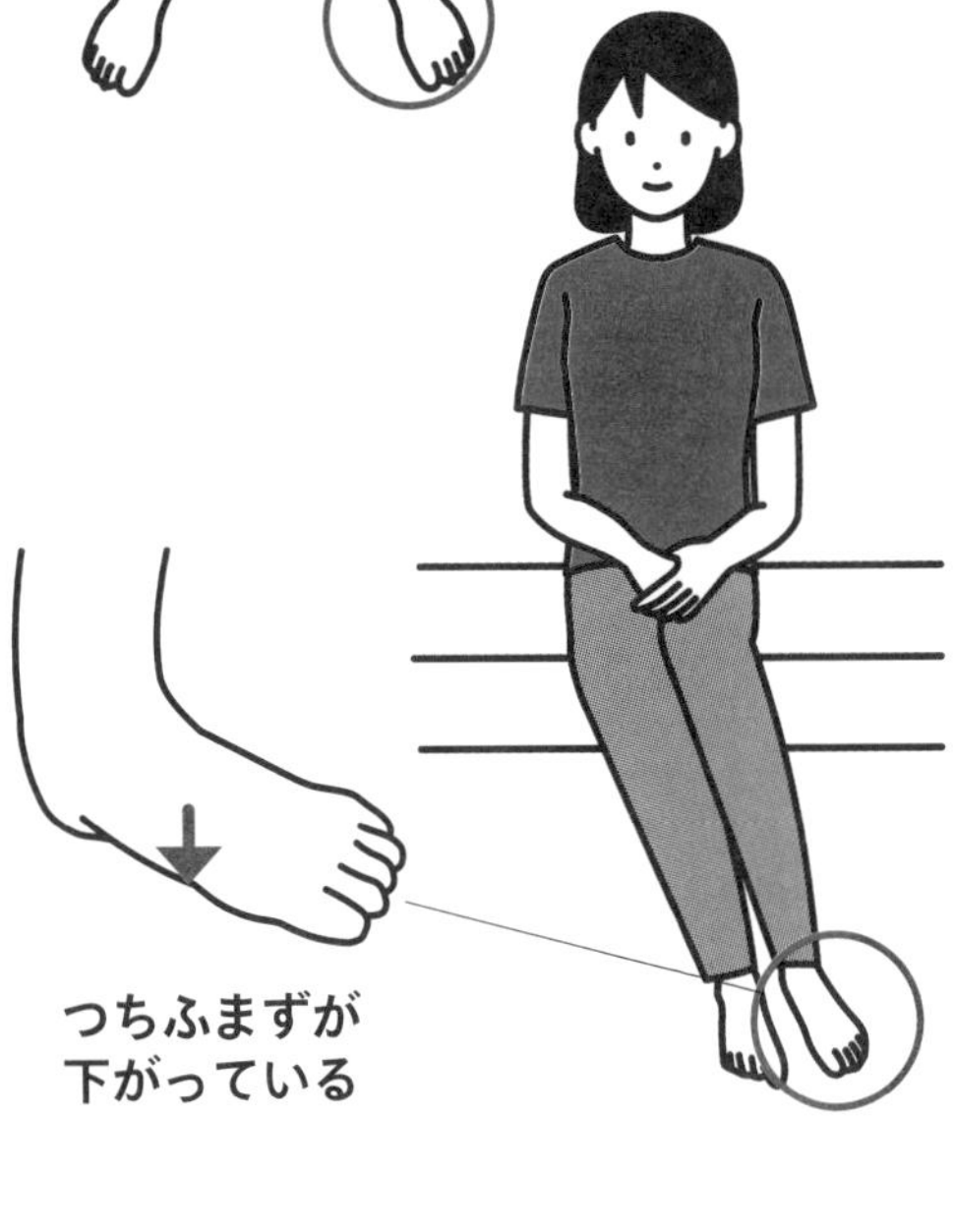

片足が極端に内側に傾く姿勢をずっと続けていると、つちふまずが低い状態が続くため、それ以外の動作でもつちふまずが上がる（体重を支える）状態になりにくく、結果として膝や腰を痛めやすくなります。

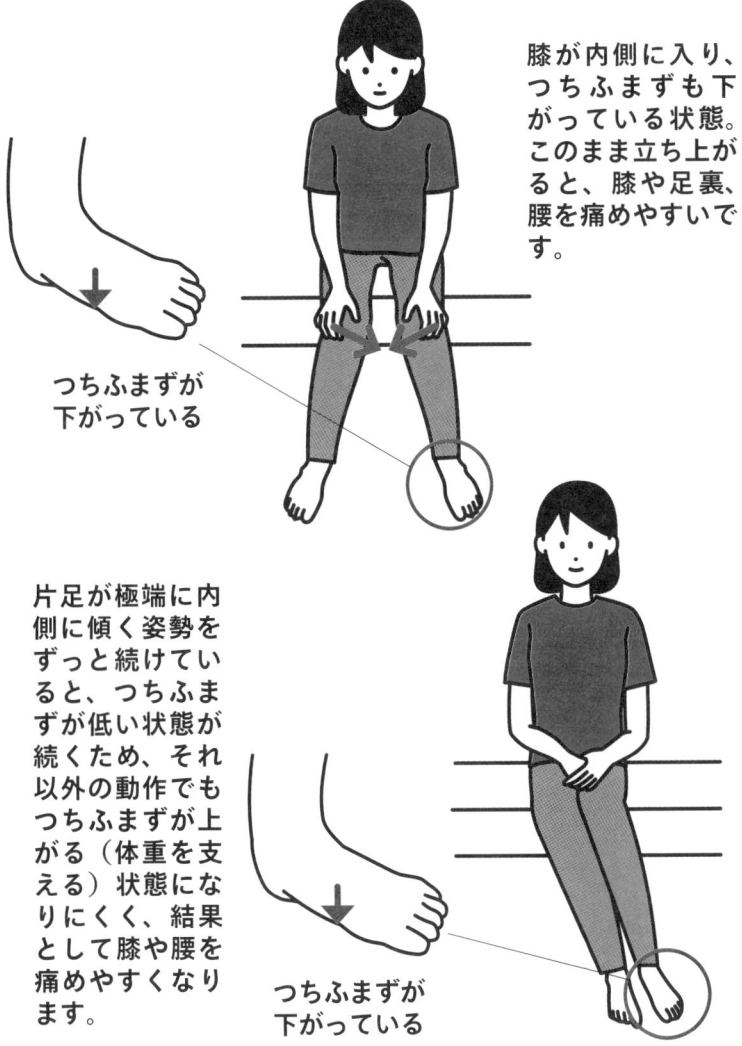

がくっつく）。

実はこれらの座り方は、足腰に大変負担をかけます。

左右の股関節の動きがそれぞれ異なり、それだけでも良くないのですが、さらに悪いことに、これまた「つちふまず」の動きも片側だけ極端に低くなり、その状態が続くことになります。

要は、「片足だけ内股」のような状態（反対の足も逆の動きで悪いのですが、ここでは割愛します）は、「つちふまず」の上がる動きや膝、股関節を外側に動かす動きをいつのまにか停滞させます。ご自分で、体のバランスをどんどん崩してしまっているのです。

例えば、その状態で8時間座って、それから歩き出すとなるとどうでしょうか？　片足はうまく膝や股関節が外側に動かない（回らない）ので、歩行中に痛みが出るかもしれません。

ではどうしたら良いのでしょうか？

二つの座り方があります。

両膝をくっつけるのであれば、両足もくっつける（閉じる）。

足が広がっているのであれば、その位置より膝を内側に置かない。つまり、足の真上もしくは軽く外側に膝を置く。

〝え、それって一部のおじさんの座り方じゃない？〟と思う方もいるでしょうか？

そこまで膝を広げなくていいです（笑）。

ただし、ここで重要なことは、決して〝膝が内側に入らない〟ということです。膝が内側に入る＝「つちふまず」が下がっている状態では膝に負担がかか

良い座り方

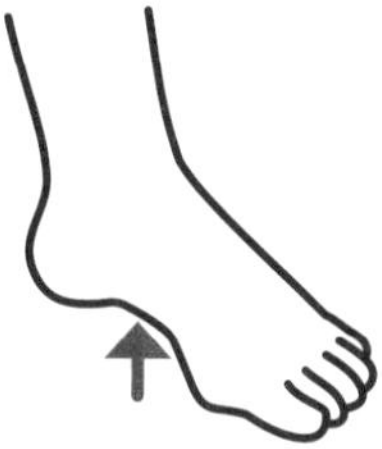

つちふまずが
低くなっていない

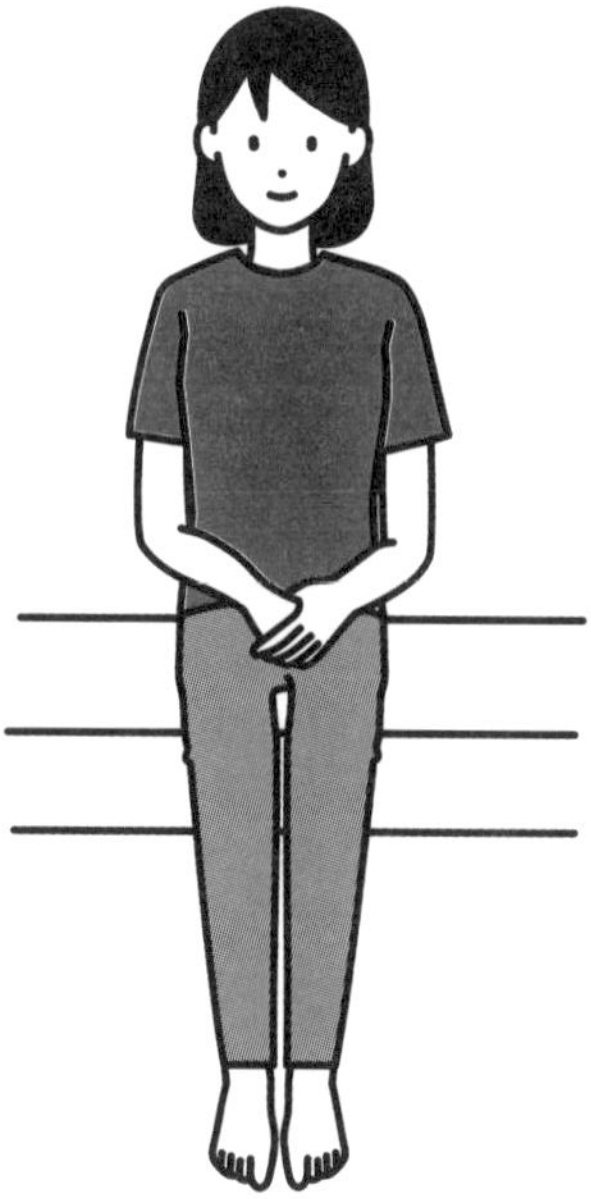

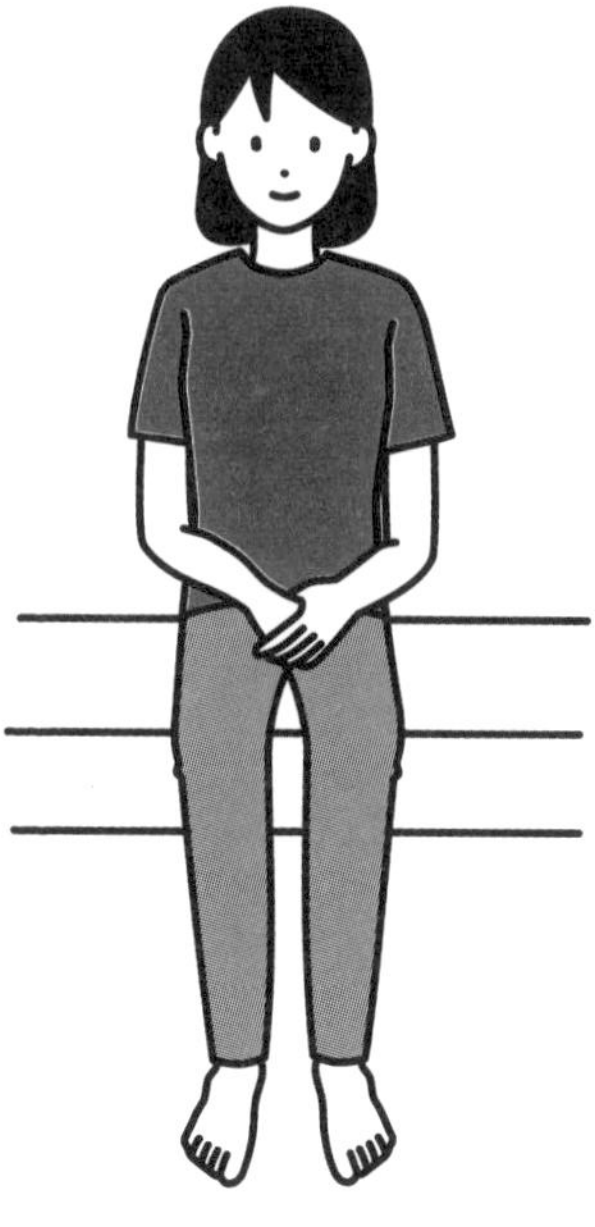

膝が足のほぼ真上に位置するように座ります。立ち上がる際もこの状態をキープしながら、膝が内側に入らないように立ち上がります。この時、つちふまずは上がって（高くなって）います。つまり、体重をしっかり支える準備ができているということです。

り、お尻がねじれ、腰に負担がかかります。よく聞かれる坐骨神経痛というお尻から下がしびれる症状も、お尻のねじれがポイントです。その症状を防ぐためにも、足をくっつけずに広げていれば、その分膝をしっかり広げないといけないということです。

となると男性はそれで良いのですが、「おじさんのようにではなく、しかも足腰に負担のない座り方」としては、**膝も足も両方とも体の真ん中で合わせて座る**のが良いです。

その状態であれば、実は「つちふまず」も下がりすぎず、かつ上がりすぎない、下半身にも負担がかかりづらい、ちょうど良い状態であると言えます。

こんな椅子にこんな座り方をしていませんか？

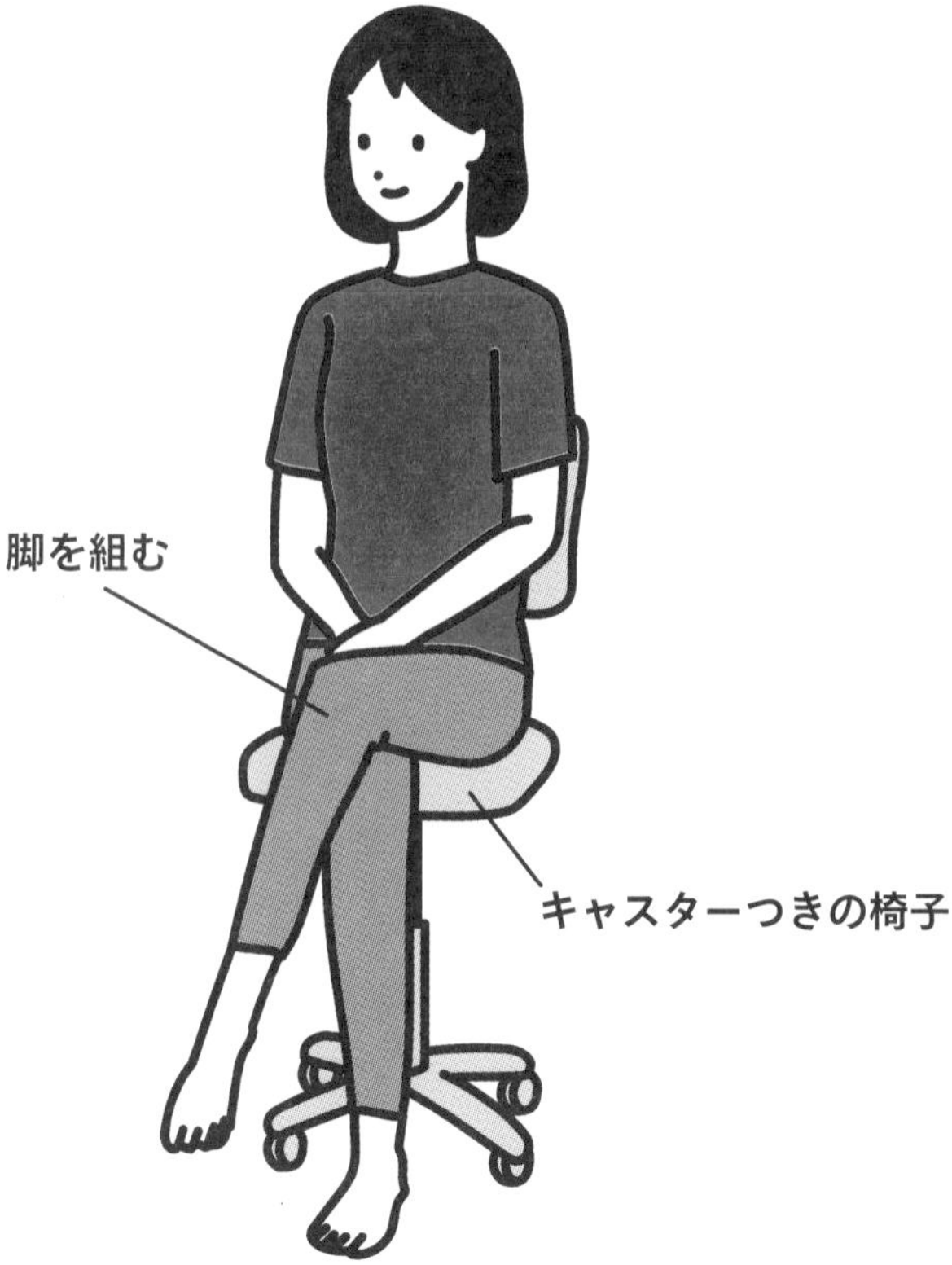

※どちらも身体に負担をかけるものです

第4章 ペインレスウォーク

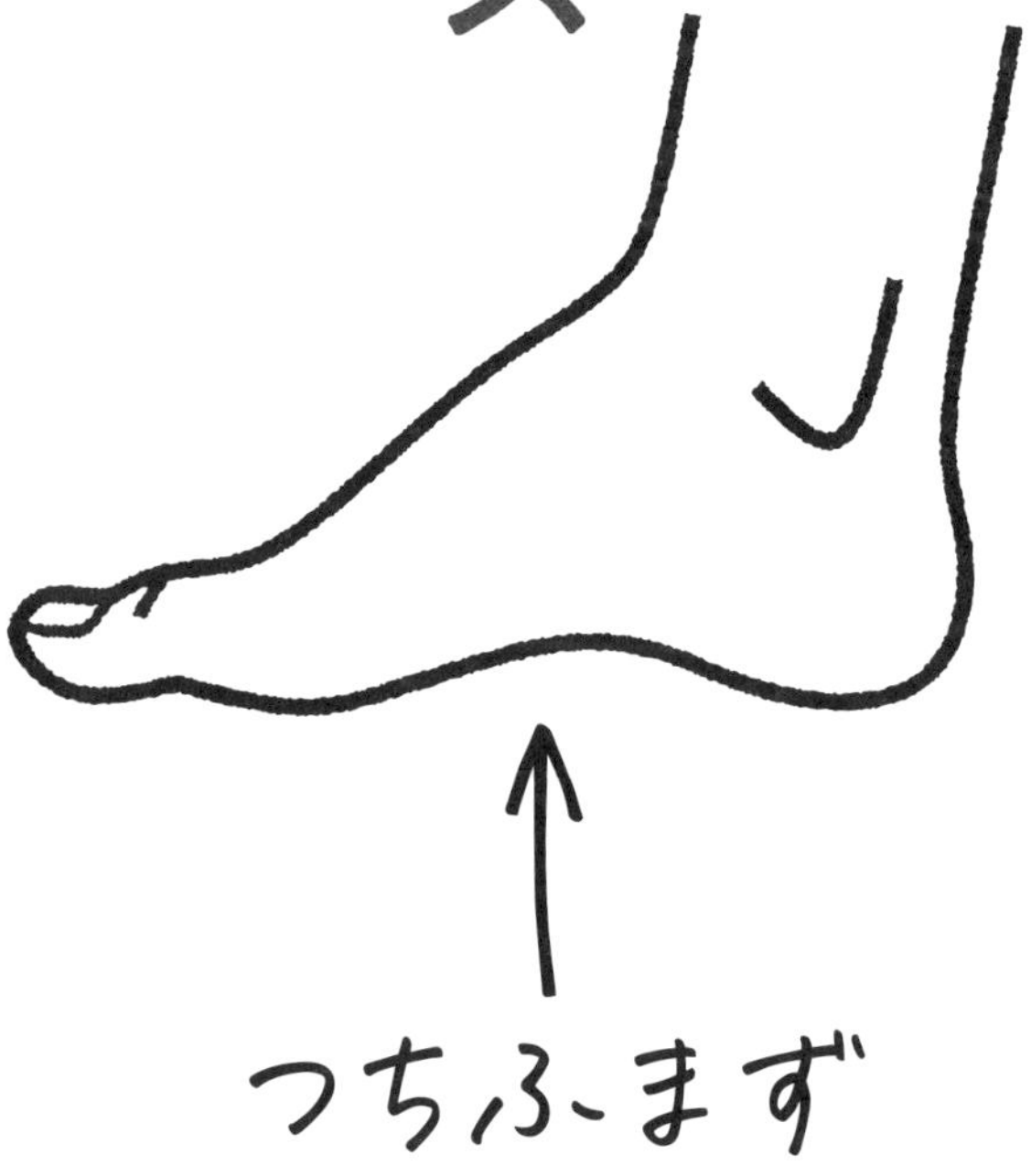

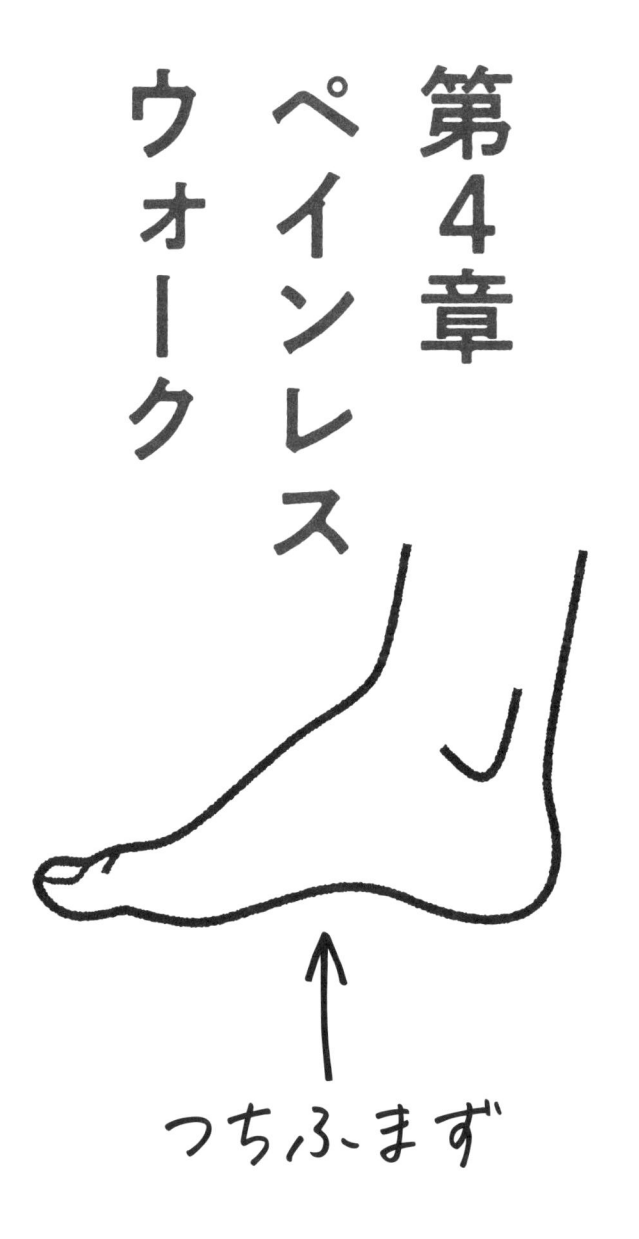

体に負担をかけない歩き方のための動作「ペインレスウォーク」

私はこれまでお話ししてきた理論をもとに、当院にお越しになるのが大変な方のために、なんとか**歩きやすく、そして痛みのない負担のかからない体をつくる方法**はないか、と模索していました。

その中で生まれたのが「**ペインレスウォーク**」という、**正しい歩き方になるための体づくりの実践動作**です。

おかげさまで地元の越後長岡や、私のもう一つの故郷であるハワイでもご好評をいただき、たびたび講演させていただいています（コロナ禍では中断を余儀なくされていますが）。

この動作は、この本のはじめにお伝えしたように私がアメリカで学んだ、もしくは今現在でも学んでいる、運動学と歩行学や、（足病学にもとづく）足のバイオメカニクスの組み合わせです。

いかにご自身でご自身の歩行を負担がかからず、痛みのない歩行にしていくか？を追求した上で編み出したプログラムです。

これも前にお伝えしましたが、こんなふうに考えたことはありませんか？

痛みなくもっとしっかり歩けて、いつまでも買い物を楽しみたい。

痛みなく歩けていつまでも働きたい。

いつでもスポーツを楽しみたい。
あの人の歩き方、姿勢、あのようになりたい。
いつまでもしっかり歩けて、孫に会いに行きたい。
いつまでもしっかり歩けて、大好きなお友達といつまでも過ごしたい。
できれば、できるだけ若く見られたい。
できれば、最小限の努力でそれを可能にしたい。

その歩き方づくりのコンセプトは、

痛みのない体＝負担がかからない歩き方（歩行）

ご自身の身体が、常に負担がかからない（かかりにくい）状態で歩くために。

これが一貫して指導しているコンセプトです。

では、そのペインレスウォークのために何をすべきか。キーワードとしては以下の３つになります。

1、可動域の改善
2、安定性の向上
3、筋力強化

この３つが体に負担がかからない動きを身につけるために重要なキーワードです。

この３つのキーワードをわかりやすく言えば、

1、ゆるめて
2、バランスをととのえて
3、きたえる（使えるようにする）

となります。

そしてその３つのキーワードを、〝体に負担のかからない歩行〟で考えると、
次のように分類することができます。

1、効率の良い負担のない歩き方
2、左右に体がぶれずに
3、体が前に倒れ込まない歩き方

では、どうしたらこのような負担のない歩き方、ひいては痛みのない歩きになるか、と考えた場合、

- **かかとで着地**
- **しっかり体重を支える片足**
- **しっかり蹴り出す足**
- **体の前傾を防ぐ**

これらが重要になってきます（この4点はあくまで意識せずにできることが大切なので、気にしすぎないようにしてください）。

先ほど述べた3つの負担のかからない体のキーワードをこのサイクルに肉付けするのです。

そしてこのサイクルに「**つちふまず**」の動きをしっかり重ねていければ、負担のない歩行につながります！

人間の体は何もしないと20代をピークに筋肉が減少し、50代の下半身の筋肉は約20～30％減少すると言われています。

ですから、正しい歩き方に適応した体づくりが大切です。

私がそのために必要な体の箇所を絞ると、

1、太もも、お尻、股関節　↓しっかりと支える片足をつくる
2、ふくらはぎ　↓しっかり蹴り出す足をつくる
3、お腹周り、背中　↓腰が前傾しないよう守る

つまり、歩くために必要なこれらのパーツについて、先ほど述べた

1、ゆるめて
2、ととのえて
3、きたえる（使えるようにする）

この3つを身につけていただきたいのです。

ではその、

ゆるめる
ととのえる
きたえる（使えるようにする）

を、それぞれシンプルに解説します。

キーワードその1「ゆるめる」

「ゆるめる」とはどういうことでしょうか？
簡単に言えば、**硬くなった筋肉を柔軟性のある状態に戻す**ということです。
一番わかりやすい手法としては、ストレッチがこれに当たります。

筋肉はゴム？

この「ゆるめる」という意味、ふわっとした印象ですがとても大切なコンセプトです。筋肉をゴムと考えると実は一番わかりやすいのです。

では、どんなゴムが一番いいですか？

〝伸び縮みするゴム〟と私は答えます。

この伸び縮みする性質を、さらに高めていくのです。

ちなみに、強い負荷をかけるトレーニングだけしている方は、この伸縮の性質が失われる可能性があります。要は〝体が硬い〟という状況です。

この〝硬い〟筋肉（ゴム）にならないようにする必要があります。

一般的にスポーツ選手で体のケアがしっかり行き届いているときに〝ゴムまりのような筋肉〟と表現する場合がありますが、そのような性質の筋肉に近づけることが重要です。

スポーツ選手とまでいかなくても、〝柔らかくてケガをしにくいゴム〟を身につけてください。

そのために、

1、しっかり支える片足　↓太もも、お尻、股関節

2、しっかり蹴り出す足　↓ふくらはぎ

3、姿勢の維持　↓お腹周り、背中

体のこれらの箇所を、正しくゆるめていきましょう。

キーワードその2「ととのえる」

「ととのえる」というのは、**足元からの安定感をととのえる**ということです。

お伝えしている通り、足元は家で言えば土台ですから、そこがぐらついていては2階（膝）、3階（股関節、腰）と負担がかかります。

ですから、土台から安定感を高めることが重要です。

ととのえるとは「**バランス力**をととのえる」ことだ、と考えてください。

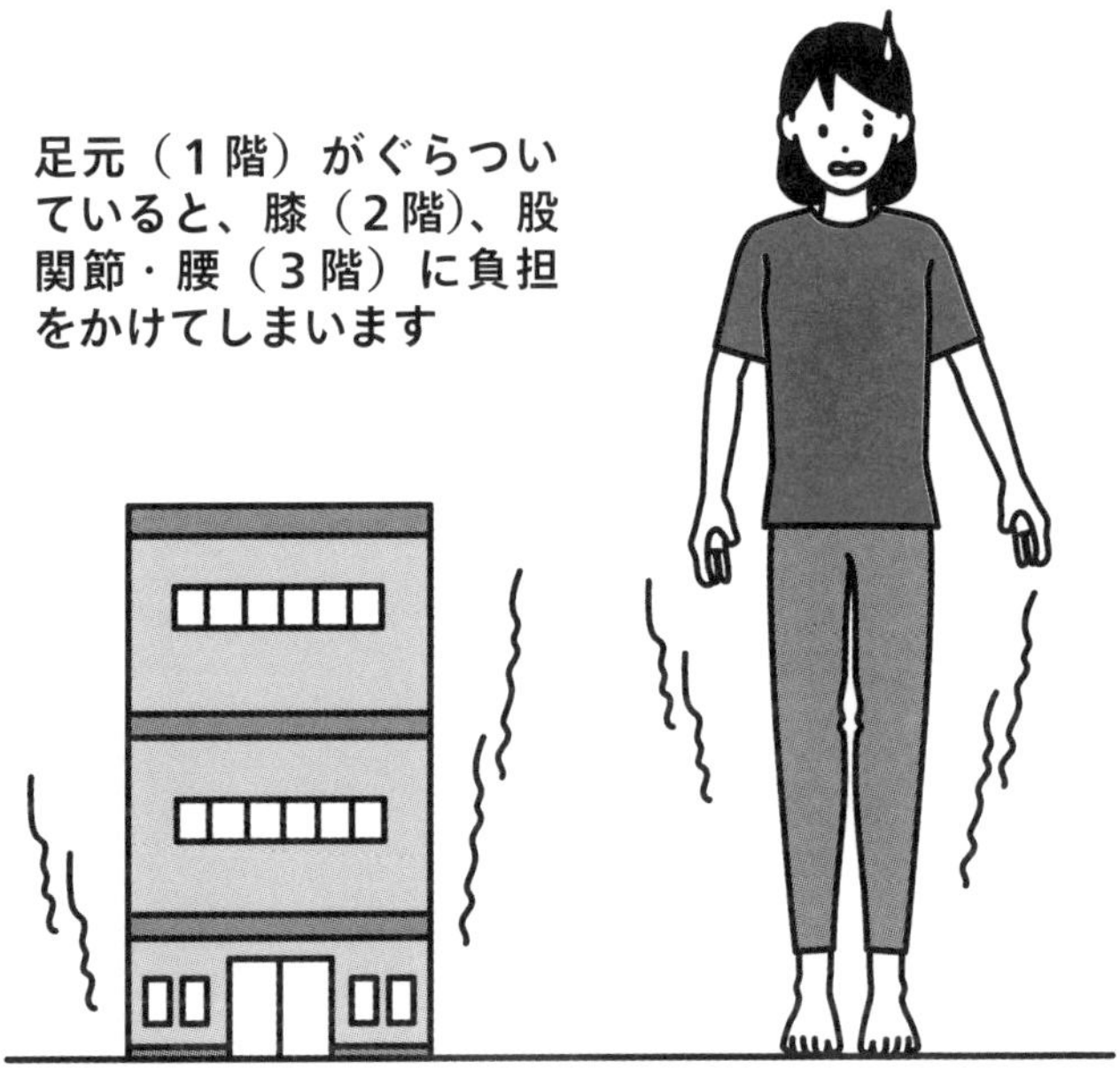
足元（１階）がぐらついていると、膝（２階）、股関節・腰（３階）に負担をかけてしまいます

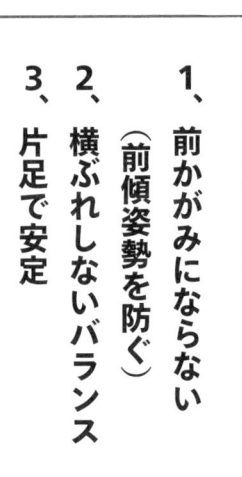

１、前かがみにならない
（前傾姿勢を防ぐ）
２、横ぶれしないバランス
３、片足で安定

以上が、バランスをととのえるポイントです。

キーワードその3
「きたえる」（使えるようにする）

〝きたえる〟と言うと、何か大変なことをするのかと考えるかもしれませんので、ここでは**〝使えるようにする〟**と考えていただくと良いかもしれません。

1、しっかり支える片足　↓太もも、お尻、股関節
2、しっかり蹴り出す足　↓ふくらはぎ
3、姿勢のキープ　↓お腹周り、背中

これらの身体の箇所を**正しく使えるように**していきます。

ペインレスウォークは、以上３つのキーワードにもとづき、「**つちふまず**」**運動**（**84ページ〜**）**に、いくつか新しい動作を加えるだけ**です。

その前に、紹介する動作についてお伝えしたい注意事項があります。

1、痛みがあれば無理はしない。
2、じんわり気持ちがいいなあ、程度でかまいません。
3、20秒以上行うのがポイントです。

では、体に無理のない（負担のない）ペインレスウォークの重要動作、紹介します。

ペインレスウォーク

1、よつんばい

1、足幅を肩幅に合わせ、床に「よつんばい」になります。腕と足（膝）は床とほぼ垂直、足はどちらかというと胴体よりに少し近づけると良いでしょう。

その状態から、

2、腰、背中、胸（背中の上）、首を軽くそらします。軽くそらすことがポイントで、それ以上そらしすぎないように！

3、その状態で20秒以上キープしてください。

まずはこの動作だけでも姿勢を安定させ、下半身に負担がからない上半身を

よつんばい（基本編）

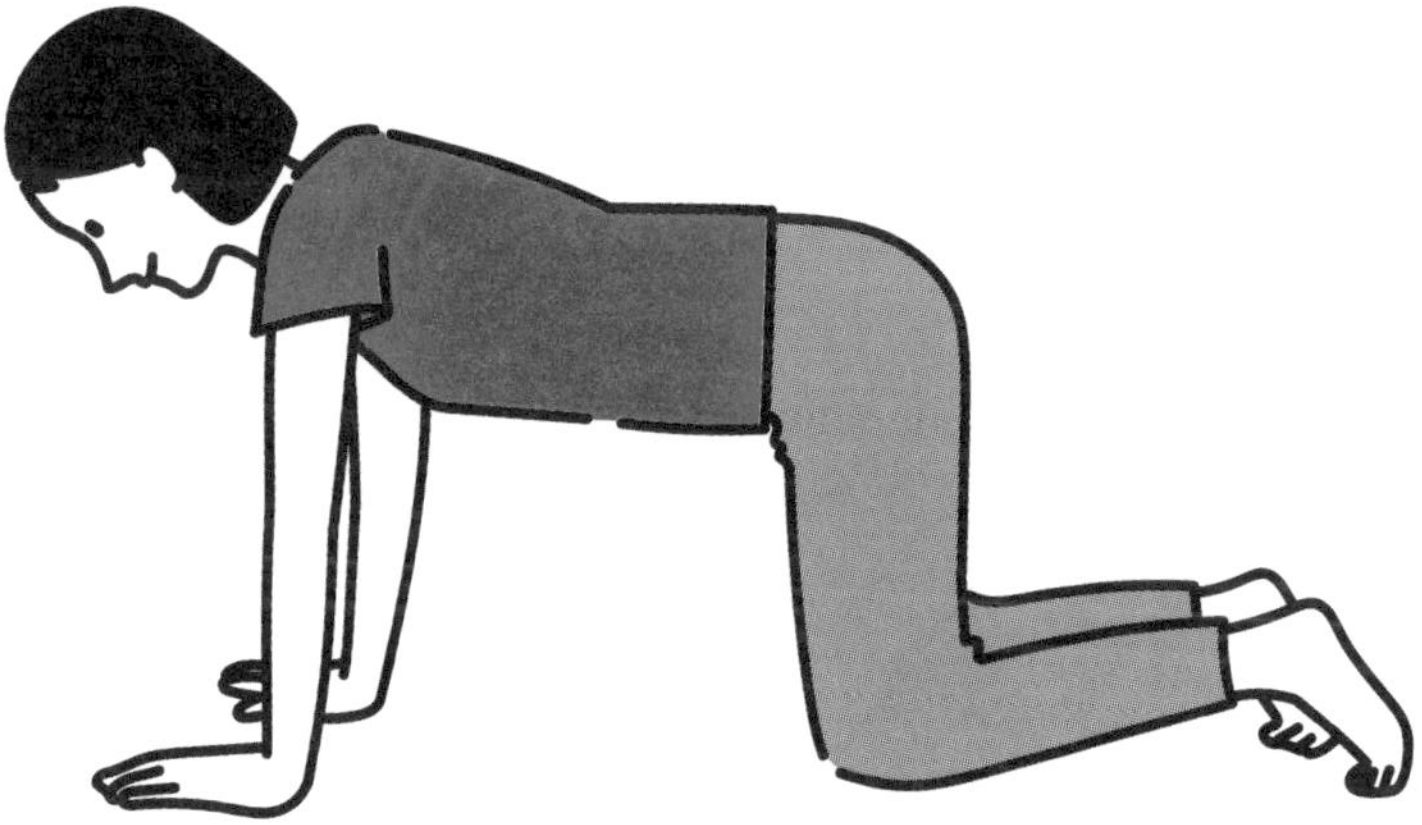

よつんばいになって、足幅を肩幅と同じに合わせます。
腰、背中、胸を軽くそらして、20 秒キープ。

安定した姿勢の構築に有効です。

つくるのに有効ですが、ここから応用して、「つちふまず」の動きを高め、背中、腰の凝り固まった筋肉を〝ゆるめる〟やり方に移行できます。

この動作（よつんばい）の応用編

前段の3の段階で足指を床に立て曲げてください。
その状態からお尻を後ろに少しずつ移動させてお尻から腰背中、ひいては肩周りも伸ばしていきます。

理想としてはお尻が、正座する状態まで後ろに移動できれば、十分です。繰り返しますが、その時に体のどこかに痛みがあるような場合はそこまで動かさず、痛みのない程度で止めても十分効果があります。

よつんばい（応用編）

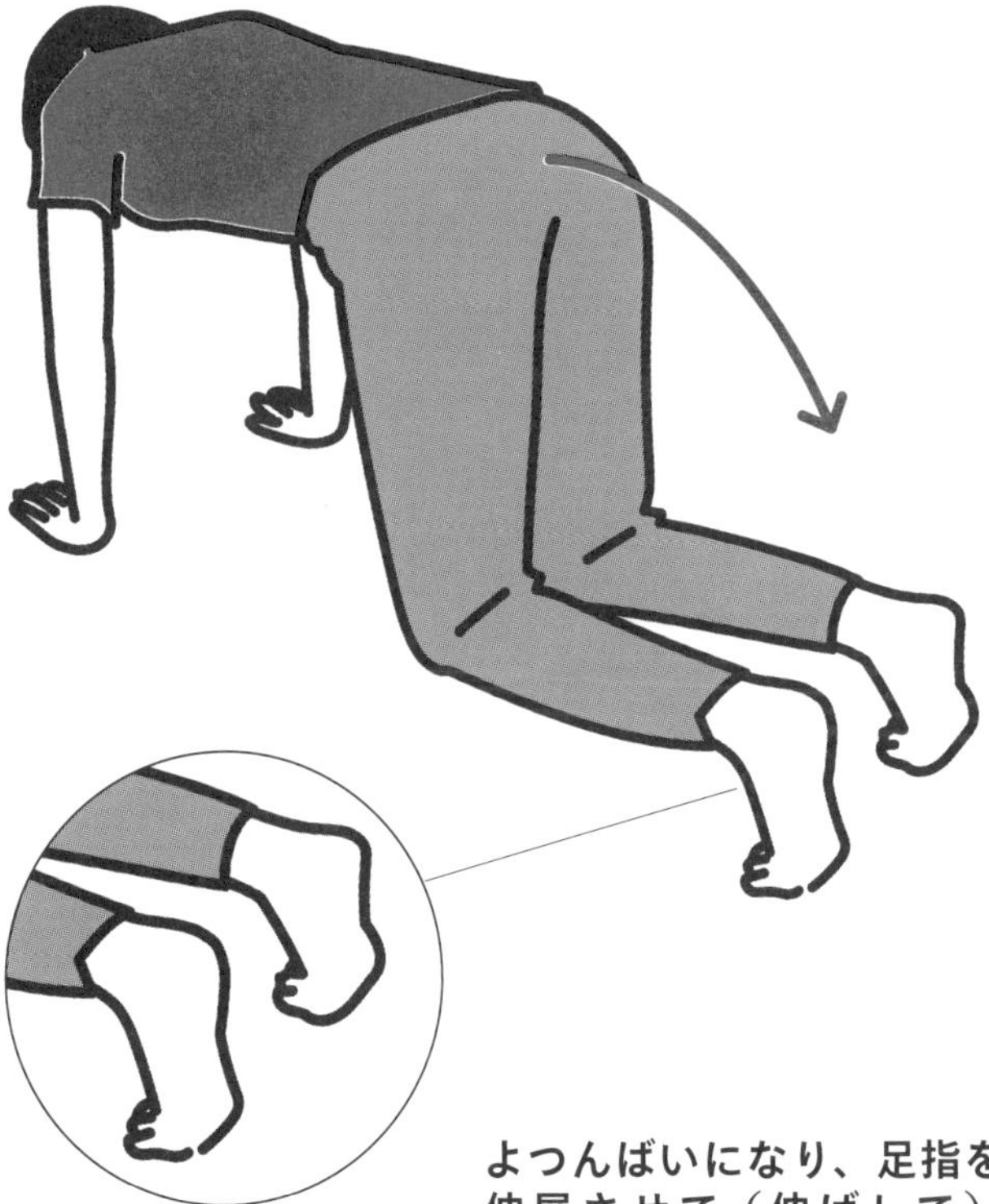

よつんばいになり、足指を伸展させて（伸ばして）、お尻を下ろしていく。

特に、足底筋膜炎の方に有効です。

2、アキレス腱伸ばし

アキレス腱伸ばしは「つちふまず運動」でもやりました。かかとで着地して、しっかり片足で体を支え、その足で地面を蹴る。歩行の動作を分解する中で、小学校の体育でも行っているアキレス腱のストレッチと言われる動作です。ここではその動作を私なりに、「楽に歩けるためのストレッチ」という観点から、大事なポイントをお伝えしたいと思います。

1、足先

まずは半歩片足を前に踏み出します。その際に、前に出す足の足先は、これ

アキレス腱伸ばし

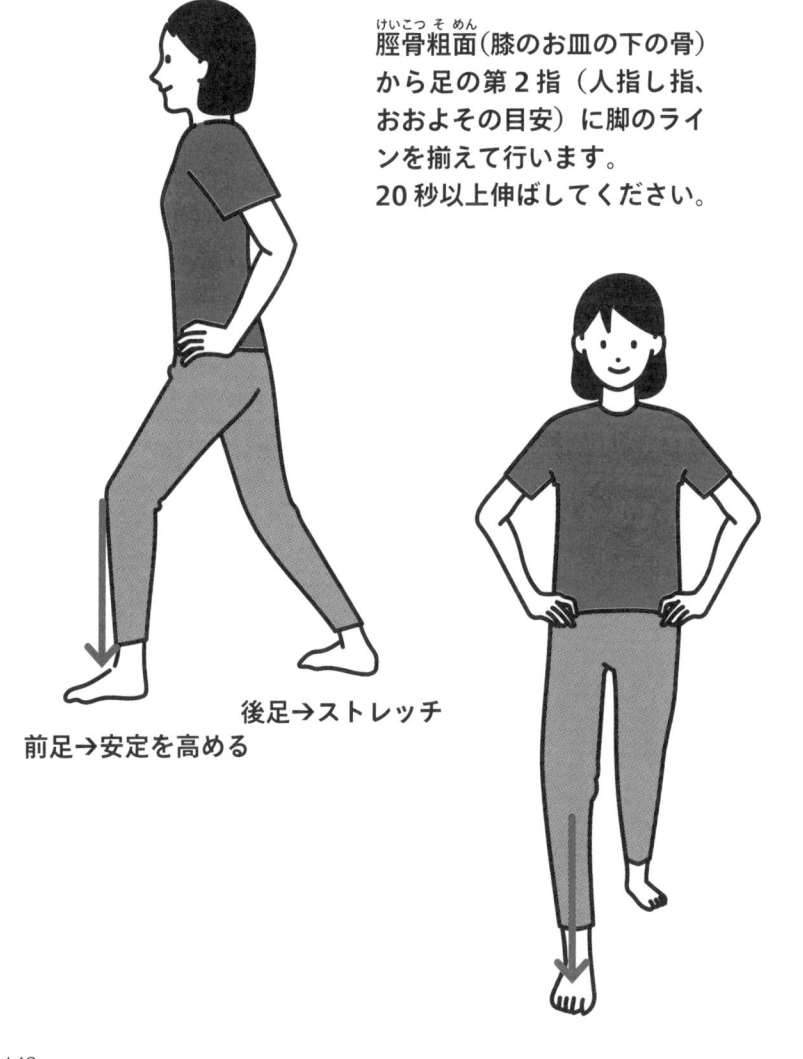

脛骨《けいこつ》粗面《そめん》（膝のお皿の下の骨）から足の第２指（人指し指、おおよその目安）に脚のラインを揃えて行います。
20秒以上伸ばしてください。

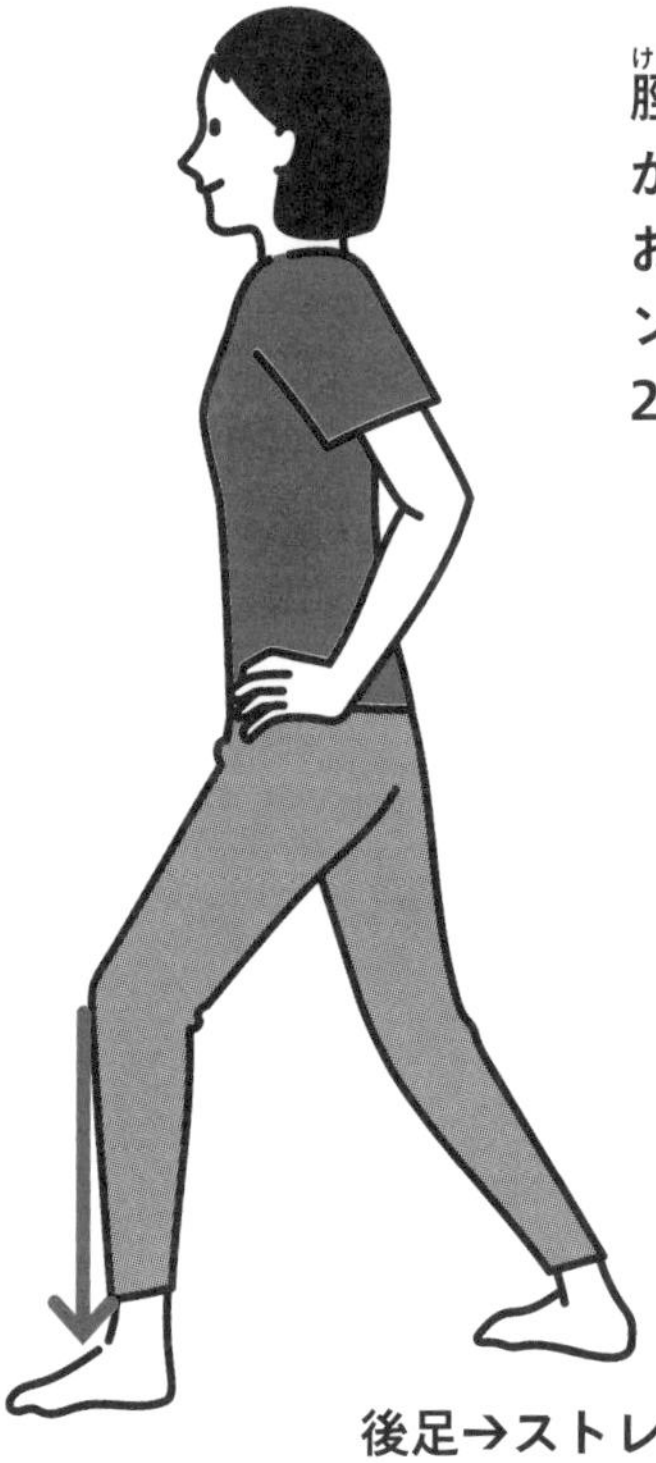

後足→ストレッチ

前足→安定を高める

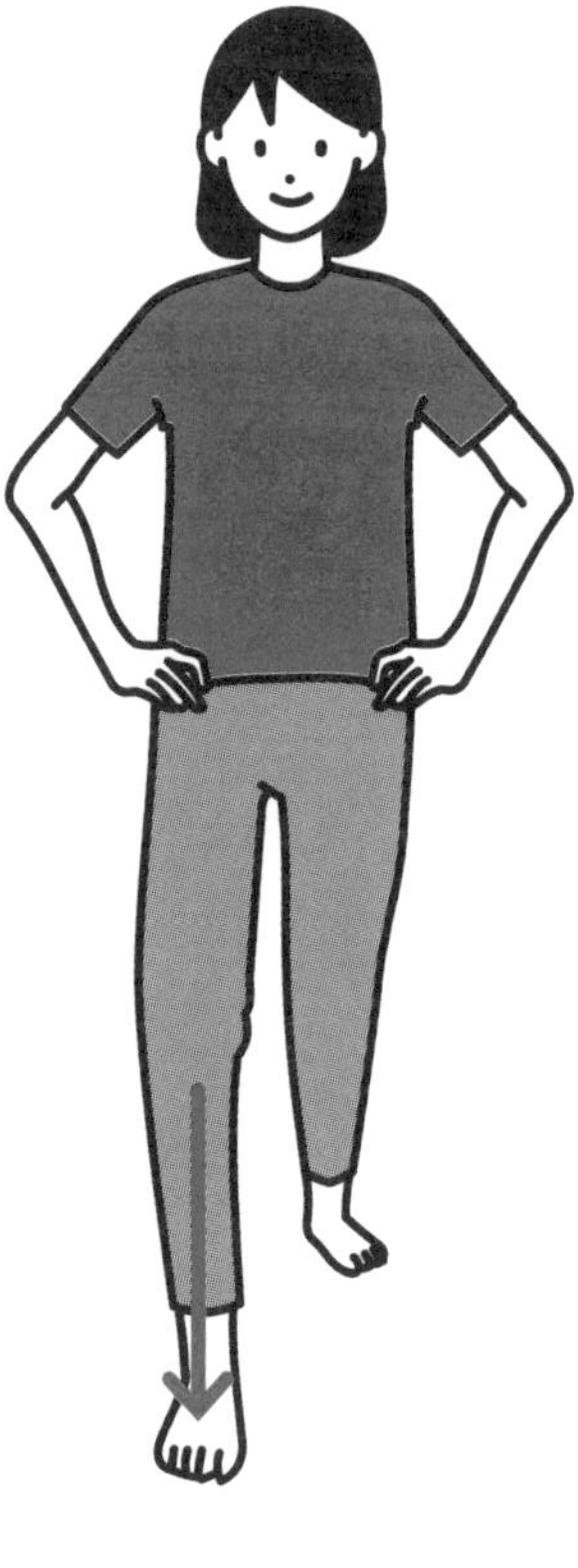

まで様々な動作でお伝えしているように、内側に入らないよう、気をつけてください。

2、膝の向き

その前足の膝が内側に入らないよう、正面に向けてください。多少外側に向いてもかまいません。足が安定していない方は、片足を前に出した際に、ぐらつきやすいです。ほとんどの場合、足が内側に、もしくは膝が内側に向いています。ご自身が普段どのような足の向きで歩いているか、それを見るためにも、片足をまずは前に出してください。膝は膝下が床に対して垂直になる程度に曲げましょう。曲げすぎなくて良いです。

3、後ろ足は、膝もしっかり伸ばしてください。

そしてかかとは地面から離れないようにしましょう。

4、背中を起こす。

5、その状態で20秒以上キープする。

先ほどの動作で、ちょっと痛いなと感じた方は、足と足の幅が広すぎるかもしれません。

少し幅を狭めて行うほうが良いと思います。

そこで痛みを感じず、継続できれば良いでしょう。

3、体そらし（床編）

立って行う体そらしは、つちふまず体操の所ですでに説明しました。

こちらは、歩くのに股関節に痛みがある方にも有効な方法としての体そらしです。

当然ですが、痛みがある場合はそこまでやらずにストップしてください。

1、まずはうつ伏せになります。

この時点で体のどこかが痛ければ、この運動は控えましょう。

体そらし（床編）

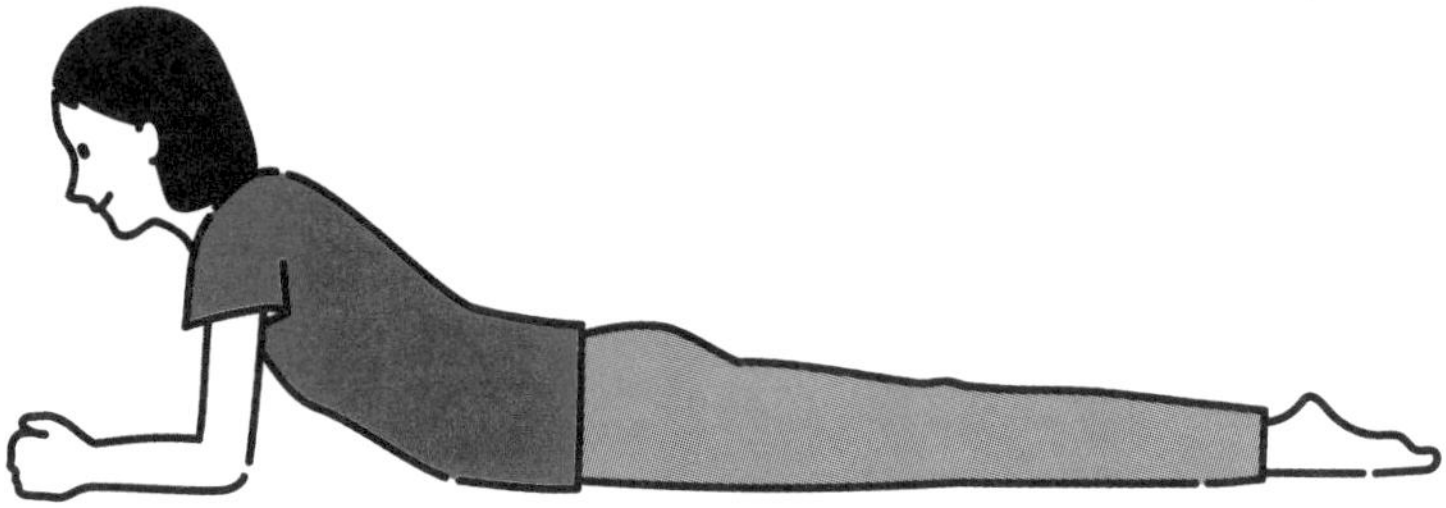

2、うつ伏せができたら、次はお尻、もしくはお尻の穴を軽く締めながら床に肘を立てスフィンクス像のように体を軽くそらして、顔は前を向きます。

この状態で**20秒以上**静止してください。

実は、これだけの動作でも、股関節に痛みがあり歩きづらい方にはとても有効です。

繰り返しますが、うつ伏せをするだけで痛い方や、肘を立てることが難しい方は、この動作は控えてください。

どうしてもよくならない方へ——考えられる原因

例えばこのペインレスウォークを行っても、整体院やいろんな所に行っても、体の調子が一向によくならない、という方もいらっしゃるはずです。

そういう方は、次のようなことが原因なのかもしれません。

食べていない

栄養を体に取り入れなければ、体の機能が回復しないのは周知の事実ですが、

１日ゼリー１個だけ、という方も以前当院に来られたことがあります。当然ですが、それでは運動をしても身体がよくなることはありません。

まずはしっかり食べる。そしてカロリーを取る。あえて数字を挙げるとすれば、女性なら１６００〜２０００キロカロリー、男性なら２０００〜２４００キロカロリーは常に摂取したいものです。

最近の世の中では炭水化物が嫌われているようですが、炭水化物は〝栄養を消化、吸収する内蔵の栄養〟ですから、しっかり摂取してください。

寝ていない

睡眠不足は、脳から体への伝達を鈍らせます。そして正確な判断力が弱まります。つまり、体を正確に動かすことや体を回復させることに支障が出ます。

まれにショートスリーパーという1日数時間睡眠で大丈夫な方がいますが、個人差はもちろんありますが、あえて数字を挙げるとすれば、1日平均6～7時間は取りたいものです。

強くしすぎ（強度が高すぎ）

ご紹介した動作を強くする、痛みがあってもそれでも行う、そのような行為は避けてください。

筋肉が強い刺激で余計痛んでしまい、余計に負担がかかる体になってしまいます。

気持ち良い程度、心地良い程度で動作を行ってください。

たくさんしすぎ（頻度が多い）

〝じゃあ、これさえやればいいんだね〟という感じで、いきなり言われたことを10セットもやる方もたまにいらっしゃいます。

これまでその動きをしていない体は当然疲れますし、時には急な経験したことのない動作によって体を痛める場合もあります。やりすぎは当然いけません。

靴が足に負担をかけている

前段でもお伝えしたように、足に負担がかかる（疲れやすい）靴は、足指の動きを滞らせる、「つちふまず」の上下（ねじれ）の動きを損なう等、あまり良いことがありません。

最近では、オフィスでも機能性の高いシューズを履いている女性も増えていますし、ファッション性も兼ねている靴が多いので、足から上のお体（足腰膝、肩、首を含む）の機能を損ないたくない方は、今のうちからそうしたシューズの着用をおすすめします。

ストレス

ストレスというと一見非常に曖昧な表現かもしれませんが、要はご自身を緊張させ、その状態が持続するようなことがあれば心身ともに疲弊します。

その結果、それは間接的（姿勢、体の動き、動かし方等）でも足の筋骨格に負担がかかり、「つちふまず」と言うよりも身体全体の機能低下に「つちふまず」（足）も含まれている、と考えたほうがいいでしょう。

終章

私がこの仕事をする理由

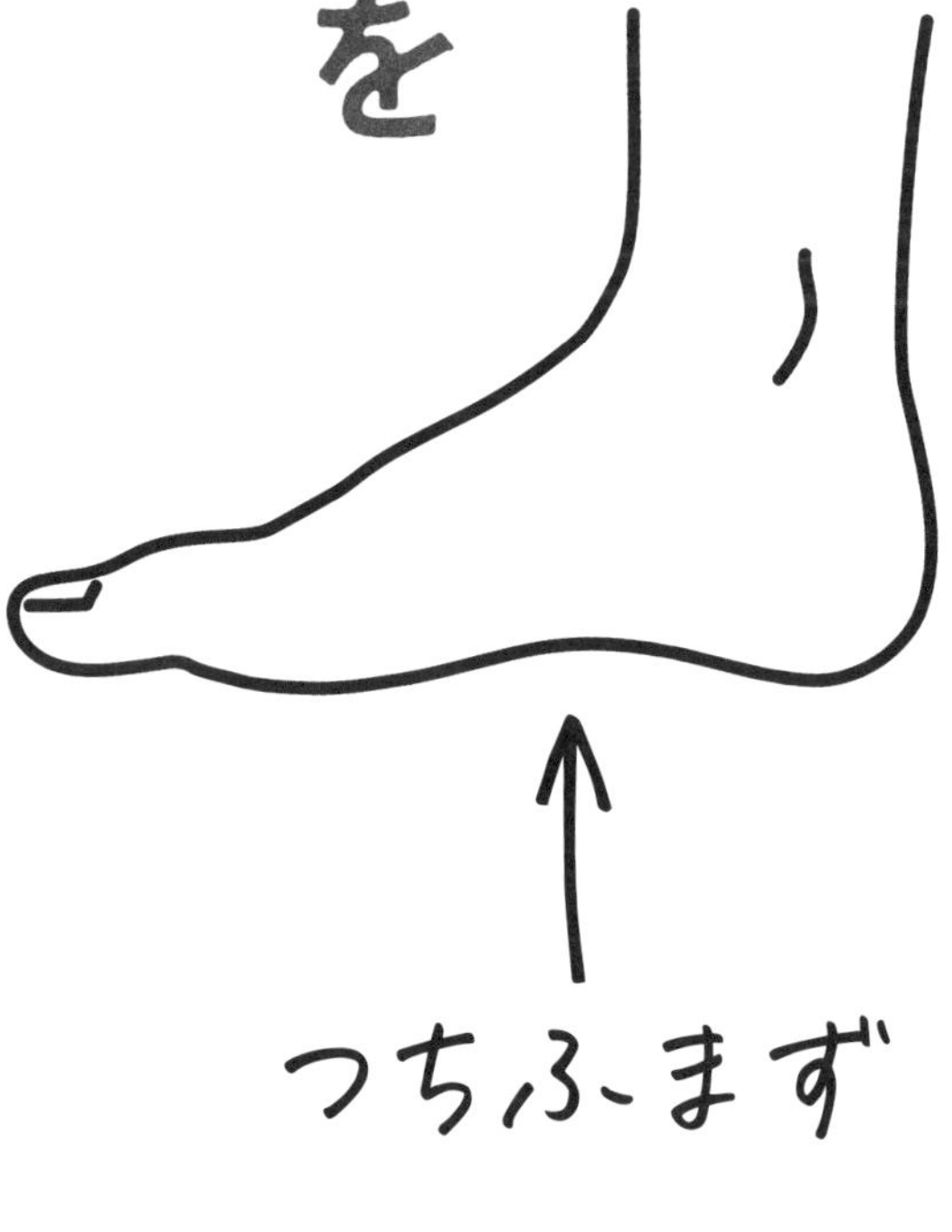

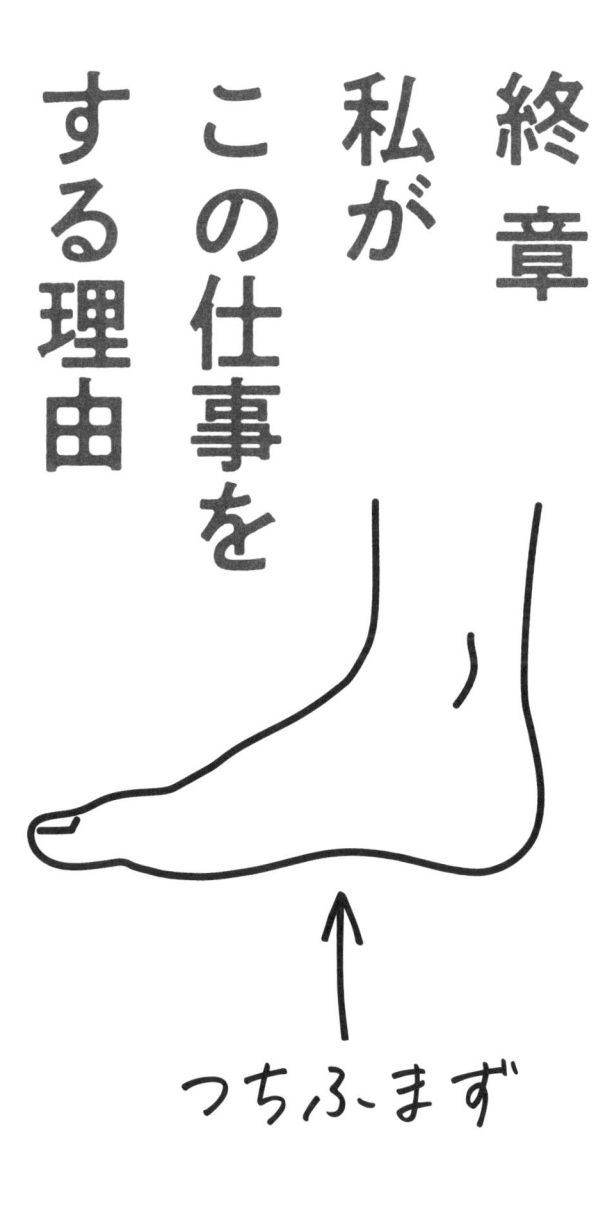

アメリカで出会ったブラウン氏の教え

私が現在、会社を経営しながら先生方へのセミナーや一般の方に向けた講演を行っているのには理由があります。

私の力で助けることができるのであれば、できるだけ多くの人を助けたい。

それが一番大切な想いですが、

その想いとはまた別の思いで、精力的に仕事に打ち込んでいます。

アメリカに留学中、当初は勉強とアルバイトで大変な時期でした。授業はとてもきつく、毎週一定の点数を取らないとその授業を落とされる。ですから、勉強が第一ですが、生活はきつく、何度もその現状が嫌になっている自分がいました。

そんな中、その厳しさを乗り越え、卒業間近になりインターンとアルバイトで、日米の有名アスリートも多く通う、ジムで働くこととなりました。

私は一方ではクリニックで、患者さんと呼ばれる対象の方々、そしてそのもう一方ではお客様である、元気な方々を相手に仕事をさせていただくことになったのです。

そのジムで働いている時、Mr.Brownという初老の男性と知り合い、この方に当初日英のあいさつや、日常会話の翻訳の仕事を任されることになりました。

その後、ブラウン氏からはより高度な翻訳を任されました。

アメリカには足病医という足専門のお医者さんがいますが、かれらがいわゆる処方箋として取り扱う、医療用インソールの作成書類の一部の翻訳でした。そして日本の医療系国家資格もの含む取り扱い関係者との橋渡しとしての通訳翻訳も担当することになったのです。

そのブラウン氏のもとでなぜ働こうと思ったのか？

すでに大学で歩行も学んでいる私にとって、たんに足が知りたいから！ではありませんでした。

ある日、まだ簡単な日英翻訳を任されている時に、私は何気なく〝外国にいると日本人としての意識を強く持たなくてはいけないと思います。でないとやっていけないです〝という類の話をしました。

すると、ブラウン氏はこう私に言ったのです。

〝Tomoyaよ、君がそう思うのも無理はないが、実はそれは大したことではないよ。
君がCore valuesつまり、respect（尊敬）、sincerity（誠意）、honesty（親切、優しさ）、tranquility（厳粛さ）、fairness,（公平さ）、これらの価値観があれば、
君は世界のどこに行っても誰とでも友達になれる〟

当時まだ30歳になったばかりの私は強い衝撃を受けました。

この人こそ、私が人生でずっと考え、模索し、苦しんでいた人生の意味を教えてくれている人だ、こう思ったのです。

残念ながらブラウン氏に会うまでの私は、何が一番大切で、何が人生の根本であるか？　そう行った概念を掴みきれていない感覚がありました。

ですから、お金を稼いでも、トレーナーとして人気があっても、何か物足りない、何だろうこの感覚は？　このような感情が訪れるたび、現実に追われていたのです。

ですが、ブラウン氏のその一言で私の人生に一つ強い柱が生まれたと確信しました。

さらにブラウン氏はこうも私に言ったのです。

〝じゃあ、なぜ私が君にそういう話をしているかわかるかい？〟と。

私はこう言いました。

〝それはわたしがその Core values を理解できるとあなたがわかっていらっしゃるからですね？〟

ブラウン氏は

〝その通りだ〟

わたしはその後、そのブラウン氏がオーナーを務める北米足病研究所で働くこととなり、日本支社での医療用インソールのマニュアル作成を担当したり、足のバイオメカニクスの指導をすることとなりました。

これもブラウン氏のミッションを受けたためです。

そして今現在、多くの方に少しでも歩ける体、痛みのない体でできるだけ幸せでいてほしい、その願いと同時に、私がブラウン氏から受け継いだ価値観をより多くの方々に共有したい、その想いもあるのです。

おわりに

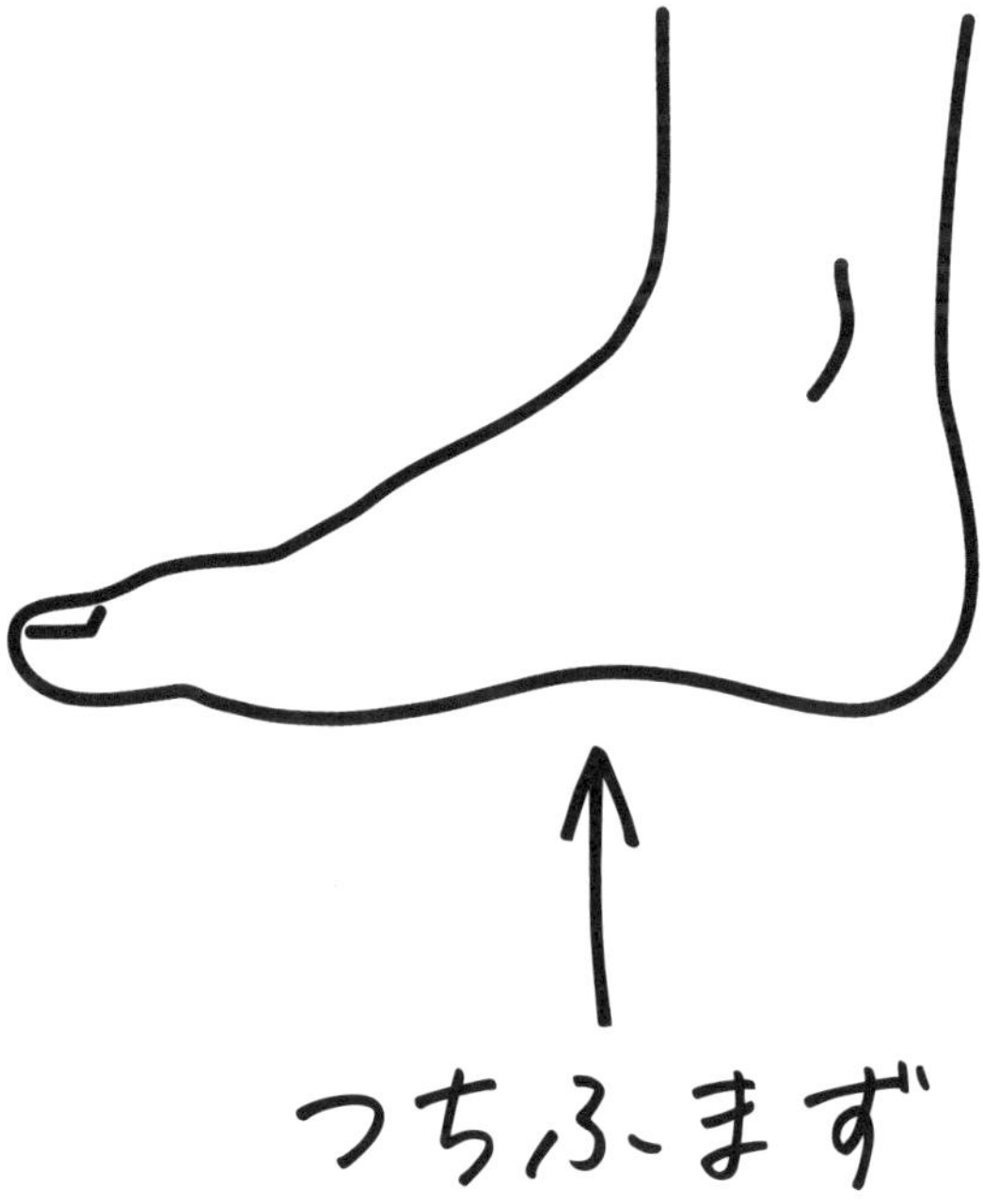

２０１１年に故郷越後長岡に戻ってから、すでに10年が経ちました。
戻った当時は、大学院への再留学かどうかでずいぶん悩んでいました。

こちらでまずお店を持とうと決めたのは、雪の降りしきる道を、おばあちゃんが今にも転びそうな状態で、それでも前を向いて必死に歩いている姿を偶然見かけた時でした。

まずは地元の方々を元気にしたい。
歩けるようにしたい。
直後の東日本大震災もあり、私のこころは決まりました。

あれから10年が過ぎ、長岡だけでなく、東京含めた日本全体が高齢化社会へ加速しています。

人々が、幸せの根源である〝**歩ける喜び**〟、〝**誰かに会いに行ける喜び**〟、それらを日に日に実感しているはずです。

この本を手に取って読んでいただいている方は、ご本人が今後の人生をより豊かにするために、との思いでご覧いただいているかもしれませんし、故郷のおばあちゃん、おじいちゃん、お母さん、お父さんにこれは良いかも！との思いでご覧いただいたのかもしれません。

いずれにせよ、真の豊かさ、幸せへの第一歩に気づいてお読みいただいて本当にありがとうございます。

今でもふと思いだします。

雪の降りしきる中、必死で前を向いて歩いていたあの時のおばあちゃんはその後どうしているのかな、と。

たとえこの本をあの時のおばあちゃんが読んでいなくとも、その息子さん、お孫さんに手に取っていただき、ちょっとした指導ができるようになったり、ご家族共々健康で幸せであることを願います。

そうしたみなさまへの少しでものアシストになっていれば幸いです。

最後に、この本を出版していただいた自由国民社竹内取締役、後押ししてくださったプロデューサーのかっちゃんこと田中克成氏、岩谷さん、本のアイデアをくださった松下展平氏、動作写真提供にも協力いただいたカイロベーシック古谷夫妻、そして関係者みなさまに心より御礼申し上げます。そして、これまでインターンを含め、知識、経験ともに私の心の大きなサポートとなってくれたハワイホノルル聖ルカクリニック院長小林先生、中村先生、解剖学と運動療法等でご指導いただいたDr.Crowell氏を含めたハワイ大学のみなさま、コアバリューという素晴らしいコンセプトを教えていただいた北西足病研究所前CEO Mr.Brown氏、足病医Dr.Chris氏、現在の北西足病研究所所長Ruben Valleをはじめとする米国北西足病研究所のみなさま。私に医療用インソールのマニュアル作成を託していただいたSuperfeetJapan会長の横澤氏。カリフォルニアバプテスト大学院の教授方、特に動作力学でのアドバイスくださったDr.HことDr. Andrew Herveson氏、Dr.Charles Ruot氏。何よりも支えてくださった家族、友人、最後にこれまで私の所に来てくださったお客様すべての方に感謝申し上げます。みなさまの幸せをここに祈念します。

近藤 倫弥

著者プロフィール

近藤 倫弥（こんどう・ともや）

フットキネシオロジスト／コンディショニングトレーナー／整体師／治療家／米国大学院修士（ハワイ大学カピオラニカレッジ〈運動科学〉、カリフォルニアバプテスト大学院〈筋肉運動力学〉）
長岡ヘルスケアプラクティス代表
1万人以上の症例を診察。新潟県長岡市で、県内外から毎月200件以上（コロナ禍以前は300件近く）の予約があり、キャンセル待ち必須・病院関係者も通うほどの人気治療家。

米国留学での約6年（大学院含む）、パーソナルトレーナースクールでの1年、タイマッサージの研修3か月、米国足病医のもとでの足のバイオメカニクスの理解と研鑽は4年、約10年もの修練期間ののち、地元に貢献したいという想いから、新潟県長岡市にて長岡ヘルスケアプラクティスを開業。毎月300件もの施術を行いながらも、数多くの技術セミナーで解剖学や運動療法、ストレッチ療法、徒手療法、運動療法を学び続け、日々実力を研鑽し続ける「足腰、下半身の動き、痛みの専門家」。

米国留学中から歩行と下半身の重要性に着目し、トレーナーとしてクリニックやジムで現地アスリート、一般の方へ活動を続ける一方、ハワイ大学KCC校、カリフォルニアバプテスト大学院で筋肉運動力学を専攻、卒業。

米国での勤務中に、ホノルル聖ルカクリニック、YMCAホノルル、米国足病医の足底板日本工場設立参画、医療用インソール（足底板）の開発および製作マニュアル作成に尽力し、足のバイオメカニクス講師として活躍したこれらの経緯から、足から患者の症状を見て改善していく整体法を開発し、施術を交えて対応する。

小中高とプロ野球選手を目指し、毎日必死で練習するも、中学2年の頃から徐々に腰の痛みを感じ、整体院に通っても改善せず、高校1年生で野球を断念。その経験が「健康とは何か？」を考え、興味を持つ重要なきっかけとなる。その後コンディショニングトレーナーという仕事を通じて、正しい知識・技術を習得していくうちに、自身が学んだことや経験を啓蒙していくことが課せられた役目だと確信し、アメリカで予防医学の最前線で活躍。「健康こそ真の富」だという想いから、日々実力を研鑽し続けながら、多くの患者の足・腰の痛みを改善する。

日本全国から世界まで、歩行困難者を救済していく「世界で一番、多くの人をハッピーにしていくトレーナー」をミッションに掲げ、患者の施術以外にも、国内外問わず医者・治療家の指導も行う。

Special Thanks to:

企画協力：
田中 克成
岩谷 洋昌（H&S株式会社）

本文イラストレーション：
ウラアイ
株式会社ラポール
イラストエージェント事業部

100歳《さい》まで歩《ある》きたければ、つちふまずを1日《にち》30秒動《びょうどう》かせばいい

二〇二一年(令和三年)十二月十八日　初版第一刷発行

著　者　近藤 倫弥
発行者　石井 悟
発行所　株式会社自由国民社
東京都豊島区高田三―一〇―一一　〒一七一―〇〇三三
電話〇三―六二三三―〇七八一（代表）
造　本　JK
印刷所　横山印刷株式会社
製本所　新風製本株式会社

100歳《さい》まで歩《ある》きたければ、つちふまずを1日《にち》30秒《びょう》動《うご》かせばいい

二〇二一年（令和三年）十二月十八日　初版第一刷発行

著　者　近藤 倫弥
発行者　石井 悟
発行所　株式会社自由国民社
東京都豊島区高田三―一〇―一一　〒一七一―〇〇三三
電話〇三―六二三三―〇七八一（代表）
造　本　JK
印刷所　横山印刷株式会社
製本所　新風製本株式会社